Dr. med. M. O. Bruker/Ilse Gutjahr

Diäten

„Aus der Sprechstunde“ Band 14

Dr. med. M. O. Bruker/Ilse Gutjahr

Diäten

Wunderdiäten genauer betrachtet

Vom Sinn und Unsinn einseitiger Ernährungsformen

emu-Verlag

ISBN 978-3-89189-205-3

3. Auflage, 2012

Umschlaggestaltung: Martin Gutjahr-Jung
Titelfoto: Martin Gutjahr-Jung
Gesamtherstellung: Kösel, Krugzell

Inhaltsverzeichnis

Vorwort zur Neuauflage

Seit dem ersten Erscheinen dieses Buches gesellten sich zu den ab Seite 104 aufgezählten Diätformen weitere: Hollywood-Diät (mit Hummer, Shrimps und Ananas), Gayelord-Hauser-Diät (sie empfiehlt eiweißreiche Kost), Pritikin-Diät (Schwerpunkt Kohlenhydrate), Mond-Diät (Essenszeiten und Auswahl nach dem Mondkalender), Fünf-Tage-Diät mit Naturreis, Atkins-Diät, Blutgruppen-Diät, Cambridge-Diät, Formula-Diät, Optifast-Diät, Rotwein-Diät, Strunz-Diät, Glyx-Diät, Markert-Diät, 7-Tage-Idealdiät, Abnehmen-im-Schlaf-Diät, die Vier-Jahreszeiten-Kur, die Karl-Lagerfeld-Diät, Kreta-Diät, Vollweib-Diät, die Bier-Diät („Friss die Hälfte – und trink ein Bier dazu"), Montignac-Diät, Eiweiß-Abbau-Diät, Fettkiller-Diät, Fünf-Elemente-Diät sowie Appetitzügler und unzählige andere Formen.

Warum werden immer neue Kuren und Diäten erfunden? Der Abnehmwunsch der Übergewichtigen steht offensichtlich an erster Stelle. Die Betroffenen probieren unzählige Methoden aus und hoffen bei jedem Neustart, dieses Mal die Lösung ihres

Gewichtsproblems gefunden zu haben. Die Enttäuschung ist vorprogrammiert. Angeheizt werden diese Bemühungen durch geschäftstüchtige Propagandisten der Industrie, die daran weltweit Milliarden verdienen.

Innerhalb von fünf Generationen haben wir seit Anfang des 20. Jahrhunderts verlernt, wie man sich normal, natürlich und gesund ernährt – auf Grund der umsatzfixierten Nahrungsmittelindustrie und ihrer damit einhergehenden profitablen Fehlinformationen.

Der Autor Ullrich Fichtner schreibt in seinem Buch „Tellergericht" (2004): „Was lässt Konsumenten hoffen, dieses Mal endlich die richtige Kur angeboten zu bekommen? Wer glaubt daran, dass Jahreszeiten, Blutgruppen, Augenfarben, Allergien am eigenen Übergewicht schuld sind? Unvergessen das harsche Urteil des Koch-Kolumnisten Wolfram Siebeck, der vor langer Zeit schon gallig kommentierte: Wer die Deutschen an Autobahnraststätten essen sehe, wisse, was er von den weinerlichen Geschichten über Drüsenkrankheiten zu halten habe.

Was aber geht vor? Will man nicht kollektiven Wahnsinn unterstellen, gibt es zunächst nur eine plausible Erklärung für das ganze Treiben: Diäten sind ein Teil der Unterhaltungsindustrie geworden … Die Hälfte aller Frauen in Deutschland hat mindestens eine Diät hinter sich, ein Drittel aller deutschen Frauen hat schon fünf oder sechs angestrengt, meistens ohne, in der Regel nur mit kurzlebigem Erfolg.

Gleichwohl werden immer neue, immer bessere Diäten publik gemacht, um freilich ebenso regelmäßig verworfen zu werden von ebenso groß aufgemachten Berichten über die dicke Diät-Lüge."

Am Ende unseres Buches gehen wir ausführlicher auf die wesentlichen, zurzeit gängigen Mode-Diäten ein. Wenn Sie jedoch langfristig und dauerhaft etwas für Ihre Gesundheit tun wollen, finden Sie die Lösung nicht in Diäten und angepriesenen Produkten. Die Lösung liegt in einer Nahrung aus Zutaten, wie die Natur sie uns anbietet, und einer entsprechenden Lebensweise.

Fichtner: „So ist es hier und da höchste Zeit, ein Apfelbäumchen zu pflanzen, allein schon um die Erinnerung daran wachzuhalten, dass der Begriff Essen in einer fernen Vergangenheit einmal die handwerkliche Verwandlung natürlicher Zutaten in schöne Nahrung bedeutete … – eine Zeit, in der alles hätte bekommen können, wer auf gutes, befriedigendes Essen geachtet hätte – ohne dick zu werden, krank, unglücklich."

Lahnstein, September 2012 *Ilse Gutjahr*

Einige kritische Bemerkungen vorweg

Mit diesem Schlachtruf „Wer Diät isst, wird krank" möchte ich das Heer der Bedauernswerten begrüßen, die glauben, durch die Einhaltung einer besonderen Diät zu einer höheren Gesundheit zu gelangen.

Abgesehen davon, dass man nicht gesünder sein kann als gesund, macht sich jeder, der „diät" isst, selber zum Außenseiter der Gesellschaft.

Die große Zahl der im Laufe der letzten Jahrzehnte empfohlenen Diäten und der vielen Menschen, die in derartigen einseitigen Kostformen ihr Heil suchen, ist auf der einen Seite ein Zeichen dafür, dass die bürgerliche Zivilisationskost nicht in Ordnung ist, dass aber auf der anderen Seite die zahlreichen Diäten keine richtige Lösung dieses Problems darstellen.

Es kann nur eine richtige Ernährung geben und die muss zugleich die optimale sein, sowohl für Gesunde wie für Kranke. Sie muss nicht nur gut schmecken, sondern auch bekömmlich sein und den Kranken, der an einer ernährungsbedingten Zivilisationskrankheit leidet, wieder zur Gesundheit führen und den Gesunden vor den ernährungsbedingten Zivilisationskrankheiten bewahren. Eine Speise, die nicht gut schmeckt oder gar mit Abneigung verzehrt wird, kann doch der Gesundheit nicht dienlich sein. Professor Kollath hat dies wohl am treffendsten mit dem einfachen Satz „Lasst die Nahrung so natürlich wie möglich" zusammengefasst. Mit dem Begriff „wie möglich" wollte er zum Ausdruck bringen, dass Kompromisse in unserer Ernährung möglich und manchmal nicht zu umgehen sind.

Man könnte natürlich strenggenommen jede Nahrung so belassen, wie die Schöpfung sie uns in der freien Natur beschert. Die im Freien lebenden Tiere sind ja nicht imstande, die ihnen gebotene Nahrung zu erhitzen, zu konservieren oder künstliche Präparate daraus herzustellen, wie es die Menschheit tut. Sie gewinnen dadurch den Vorteil, vor ernährungsbedingten Zivilisationskrankheiten, die nur zivilisierte Menschen heimsuchen, bewahrt zu sein.

Eine Nahrung ist um so gesünder, je weniger sie von dem ursprünglichen Stand, wie sie uns die Natur liefert, abweicht. Deshalb wäre theoretisch die reine Frischkost die ideale Ernährungsform für die Menschen. Andererseits wäre es genauso eine Utopie, diese Forderung für alle Menschen auf dieser Erde aufzustellen oder gar durchführen zu wollen. Den besten Kompromiss für die Praxis stellt daher die vitalstoffreiche Vollwertkost dar. Sie ist nicht nur dadurch gekennzeichnet, dass sie die fabrikatorisch veränderten Nahrungsmittel – wie Auszugsmehle, Fabrikzuckerarten, Fabrikfette – weitgehend vermeidet, sondern einen gewissen Anteil von Frischkost empfiehlt, um dadurch den Mindestbedarf an Vitalstoffen, d. h. an wasser- und fettlöslichen Vitaminen, Mineralstoffen, Spurenelementen, Enzymen, ungesättigten Fettsäuren, Aromastoffen und Faserstoffen, die fälschlicherweise als Ballaststoffe bezeichnet werden, zu decken.

Jede Diät widerspricht dieser grundsätzlichen Forderung. Sie enthält Verbote und Gebote, die sie ungeeignet macht, den Anspruch einer dauerhaften Kost für die Allgemeinheit zu erheben. Die Empfehlung einer Kostform, die nur für eingeschränkte Kreise einer Bevölkerung oder nur für kurze Zeit gedacht ist, erfüllt diese Forderungen nicht. Dies gilt auch für die optimalste Form, die reine Frischkost. Es sind soziale, wirtschaftliche und vor allem psychologische Gründe, weshalb solche Idealforderungen ungeeignet sind, sich als dauerhafte Volksernährung durchzusetzen.

Obwohl die Frischkost vom ernährungsphysiologischen Standpunkt aus die idealste Kostform darstellt, wird sie sich aus verständlichen Gründen niemals als Welternährung für alle Menschen durchsetzen. Sie wird auf einzelne Menschen beschränkt bleiben, die aus Krankheitsgründen oder aus weltanschaulicher Sicht vorübergehend oder langzeitig zu einer solchen Ernährung bereit sind.

Die Nichtbeachtung dieser psychologischen Voraussetzungen ist die Hauptursache, weshalb extreme Forderungen vieler fanatischer Weltverbesserer keinen geeigneten Beitrag zur grundsätzlichen Verbesserung unserer verbesserungswürdigen üblichen Zivilisationskost leisten. Ihre Einseitigkeiten stellen vielmehr ein Hindernis dar, für die Gesamtbevölkerung einen tragbaren und erfolgreichen Kompromiss zu erreichen. Auch auf dem Ernährungsgebiet hat der Grundsatz „In der Beschränkung zeigt sich der Meister“ seine Gültigkeit.

Aus psychologischer Sicht scheint mir daher die vitalstoffreiche Vollwertkost diese Forderungen am optimalsten zu erfüllen. Sie ist ohne revolutionierende Änderungen im Haushalt von jedermann und jederzeit durchführbar; sie eignet sich als Dauerernährung für jeden Gesunden und Kranken; sie ist wohlschmeckend, abwechslungsreich, bekömmlich, die beste Vorbeugung gegen ernährungsbedingte Zivilisationskrankheiten und die beste Ernährungsform für die bereits an ernährungsbedingten Krankheiten Leidenden. Außerdem sieht sie so farbenfroh aus, dass bereits „das Auge mitisst“.

Für diejenigen, die den Wert einer vitalstoffreichen Vollwertkost schon erkannt haben oder solche, die sich in der Durchführung noch nicht ganz sicher sind, ist das Kapitel über Vollwertkost am Ende dieses Buches gedacht.

Einer neuen Wahrheit ist nichts schädlicher als ein alter Irrtum.

Johann Wolfgang von Goethe

Aus einem Irrtum
wird keine Wahrheit,
auch wenn man ihn
noch so weit verbreitet.
Aus einer Wahrheit
wird kein Irrtum,
selbst wenn kein Mensch sie sieht.

Mahatma Gandhi

Herr Doktor, ich brauche Ihren Rat

„Seit ungefähr 4 Wochen ernähre ich mich relativ genau nach Ihren Richtlinien. Mein Arzt hat mir nun aber Rohkost am Abend verboten, weil diese nachts zu Gärungen führen würde, da der Darm dann seine Ruhezeit habe."

„Seit 11 Jahren esse ich Vollkornbrot und Frischkornbrei nach Ihrem Rezept. Nun habe ich gelesen, dass Verschleimungsgefahr durch Getreideverzehr besteht. Im Frühjahr hatte ich eine hartnäckige Bronchitis. Ich mache mir Gedanken, ob dies mit dem jahrelang gegessenen Getreide zu tun gehabt hat."

„Ich wage nicht, unsere 15 Monate alte Tochter nach Ihren Vorschlägen zu ernähren, da unser Arzt eine Unterversorgung von Calcium und Vitamin B12 befürchtet. Auf seinen Rat hin gebe ich ihr deshalb wöchentlich 2 Eigelb (Vitamin B12) und täglich Vollmilch (Calcium). Was raten Sie mir?"

„Morgens um 4.30 Uhr beginne ich den Tag pünktlich mit 1/2 l lauwarmem Kamillentee, 250 g Magerquark auf leichtem Brot mit Diät-Margarine. Um 7.10 Uhr esse ich eine Haferschleimsuppe. Um 9.20 Uhr eine Scheibe Brot mit Honig. Um 11.00 Uhr trinke ich 1/2 l Pfefferminztee ..." Nach weiterer Aufzählung der Tagesmahlzeiten pünktlich nach der Uhr folgt die ängstliche Frage: „Herr Doktor, ich brauche Ihren Rat. Soll ich so weitermachen – ja oder nein?"

Nur vier Anfragen aus einer etwa 40 cm hoch gestapelten Post eines einzigen Tages. Fragen besorgter Menschen (selbstverständlich wurden alle beantwortet), die durch Pressemeldungen, aber auch verunsichernde Ratschläge ihres Arztes nicht mehr wissen, was und wem sie in Ernährungsfragen überhaupt noch glauben sollen. Sie probieren Empfehlungen aus – oftmals die reinsten Wunderdiäten –, die das Befinden noch verschlechtern.

Mehr als einmal habe ich geantwortet: „Gebraucht doch den gesunden Menschenverstand ... wer die Schöpfungsgesetze beachtet, erkennt doch, dass jener Rat nicht richtig sein **kann**."

Mein Standardbuch „Unsere Nahrung – unser Schicksal" hat die Aufgabe, möglichst weite Kreise der Bevölkerung darüber aufzuklären, dass zahllose chronische Krankheiten durch Fehler in der üblichen Zivilisationskost verursacht sind. Darin wird der Weg gezeigt, wie diese Krankheiten mit Sicherheit verhütet und wie sie durch entsprechende Ernährung in ihrem Verlauf gebessert und zum Teil zum Stillstand gebracht werden können.

Diese umfassenden Ausführungen erscheinen mir nach wie vor besonders dringlich, weil viele Krankheiten zum größten Teil gar nicht als ernährungsbedingt gelten. Meist werden die Ursachen als „unbekannt" angesehen, die noch „intensiver Forschung" bedürfen. Da sie zu ihrer Entstehung lange Zeit, im Durchschnitt 15 – 40 Jahre, benötigen, sind sie alle im strengen Sinne unheilbar, eben deshalb, weil die Behandlung sehr spät kommt. Der Zeitfaktor spielt also **die** entscheidende Rolle.

Oft hat die Krankheit inzwischen schon zu irreversiblen morphologischen Veränderungen (Formveränderungen, oft als organisch bezeichnet) geführt, die trotz Abstellung der Ursachen nicht mehr rückbildungsfähig sind. Dies gilt für fast alle ernährungsbedingten Zivilisationskrankheiten. Es trifft gleichermaßen zu für den *Gebissverfall* (Zahnkaries, Parodontose, Zahnfehlstellungen), wie für die *Erkrankungen der Bewegungsorgane* (Arthritis, Arthrose, Wirbelsäulenschäden), für alle *Stoffwechselkrankheiten* (Fettsucht, Diabetes), *Ablagerungskrankheiten* (Steinbildungen, Gallensteine, Nierensteine) und die krankhaften Niederschläge von Cholesterin und Kalk auf der Innenwand der Blutgefäße, die sogenannte Arteriosklerose.

Die *degenerativen Erkrankungen des Nervensystems,* z. B. die *multiple Sklerose,* gehören ebenfalls dazu.

Im strengen Sinne unheilbar

Dass diese Erkrankungen alle im strengen Sinne unheilbar sind, soll noch einmal besonders betont werden. Ein Loch im Zahn kann beispielsweise nur noch repariert werden, der Zahn wird nicht mehr heil.

Ein Gallenstein verschwindet nicht mehr durch richtige Ernährung. Es kann aber die Bildung neuer Steine mit Sicherheit verhütet werden.

Der Diabetiker bleibt Zeit seines Lebens Diabetiker. Er kann die Krankheit allenfalls zum Stillstand bringen, jedoch nicht mehr heilen. Macht er Fehler in seiner Lebensführung und Ernährung, spürt er die Folgen.

Der Herzinfarktpatient behält seine Narbe im Herzmuskel. Er kann nicht mehr geheilt – also heil – werden. Aber er kann etwas tun, um einem neuen Infarkt vorzubeugen.

Selbst die Stoffwechselstörung, die hinter einer Übergewichtigkeit (Fettsucht) steckt, ist nicht heilbar, denn die Kuren zur Entfettung beseitigen nur vorübergehend die überflüssigen Fettmassen, beeinflussen aber die zugrunde liegende Stoffwechselstörung nicht.

Anders verhält es sich bei den Erkrankungen, die nicht zu bleibenden Formveränderungen geführt haben, wie die allergischen Erkrankungen und Hautausschläge, Ekzeme, die fälschlicherweise als Neurodermitis bezeichnet werden. Letztere sind durch Beseitigung der Fehlernährung noch vollständig heilbar.

Ebenso gehören die Infektanfälligkeit und selbstverständlich akute Entzündungen zu den heilbaren ernährungsbedingten Zivilisationskrankheiten.

In diesem Buch werden schwerpunktmäßig Fragen der Ernährung angesprochen. Es muss aber deutlich gesagt werden, dass wir bei den **Krankheitsursachen** insgesamt drei große Gruppen unterscheiden können:

ernährungsbedingte Zivilisationskrankheiten
lebensbedingte Krankheiten
umweltbedingte Krankheiten.

Die lebensbedingten Krankheiten unterscheiden sich von den ernährungsbedingten dadurch, dass sie vorwiegend als Funktionsstörungen auftreten, während sich bei den ernährungsbedingten Zivilisationskrankheiten bereits morphologische Veränderungen zeigen, die eindeutig festgelegt sind.

Zu den umweltbedingten Krankheiten rechnen wir alle Schäden, die durch die toxische Gesamtsituation (nach Prof. Eichholtz) verursacht werden, also Radioaktivität, Vergiftung von Wasser, Luft, Boden, Nahrung durch nicht zu verantwortenden Einsatz gefährlicher Chemikalien und der Gentechnik.

Die wenigen, die was daran erkannt,
die töricht g'nug
ihr volles Herz nicht wahrten,
dem Pöbel ihr Gefühl,
ihr Schauen offenbarten,
hat man von je gekreuzigt
und verbrannt.

Johann Wolfgang von Goethe

Wirtschaftsmächte betreiben Gesundheitsaufklärung

Sie werden fragen: „Wenn diese Aussagen alle stimmen, warum werden wir dann nicht besser informiert?“ Oder Sie sagen: „Wenn das alles stimmt, hätte man uns doch längst gewarnt. Andere wüssten doch dann auch Bescheid!“

Die Leser meiner Bücher und Schriften kennen bereits die Gründe. Für die „Neuen“ möchte ich es noch einmal ausführen. Wir Ärzte werden an den Universitäten bis zum heutigen Tage nicht ausreichend in Krankheitsursachen ausgebildet. Wir lernen hervorragend Diagnostik und Therapie, also symptomatische Linderungsbehandlung, aber nichts über eine ursächliche Heilbehandlung.

Die Informationen, die über Zusammenhänge zwischen Ernährung und Gesundheit erteilt werden, stammen dazu noch aus interessenabhängigen Quellen. Jüngstes Beispiel ist die volksverdummende Cholesterin-Kampagne. Mein Buch „Cholesterin – der lebensnotwendige Stoff“ wurde vom Verlag der Presse vorgestellt. Bereits zwei Tage später versandte die Margarine-Union folgendes Schreiben an alle Presse-Agenturen und Redaktionen:

Hamburg,15. November 1991
zi st

Wieder einmal hat uns der Bestseller-Autor Dr. Otto Bruker „entlarvt". In seinem neuesten Anti-Margarine- und Pro-Cholesterin-Buch schreibt er: „Weil ein Margarine-Konzern die Konkurrenz Butter auf dem Markt aus dem Feld schlagen wollte, erfand er das Cholesterin-Märchen und hält damit die Bevölkerung in Atem und an der Kandare."
Würde hier nicht mit einem ernstzunehmenden Thema fahrlässig gespielt, wäre das Pamphlet es nicht wert, erwähnt zu werden. So aber glauben wir, im Zusammenhang mit der Cholesterin-Problematik sowohl auf den Ernährungsbericht der Bundesregierung als auch auf die wissenschaftlichen Erkenntnisse des letzten Jahrzehnts verweisen zu müssen. Auch macht die DGE in vielen Erklärungen die Kausal-Zusammenhänge zwischen einem erhöhten Cholesterin-Spiegel und einem Herzinfarktrisiko deutlich.
Die Ergebnisse der Wissenschaft und der Medizin sprechen für sich. Sie belegen übrigens auch, dass nicht wir die Erfinder der Cholesterin-Problematik sind.

Mit freundlichen Grüßen
UNION
Deutsche Lebensmittelwerke GmbH
Presse- und Informationsabteilung
gez. Rüdiger Ziegler

Abgesehen davon, dass nicht einmal mein Name richtig genannt wurde, macht diese Reaktion deutlich, wie sehr das Buch ins Schwarze und somit den Nerv einer einflussreichen Wirtschaftsmacht getroffen hat. Jeder Kommentar erübrigt sich. Sie sollten das Cholesterinbuch von der ersten bis zur letzten Seite genau lesen, damit klar wird, dass die übliche Gesundheitsaufklärung von Wirtschaftskreisen und deren (getarnten) Interessenvertretern gesteuert wird und nicht, wie es von den meisten Patienten und Gesunden angenommen wird, aus unabhängig forschenden ärztlichen Reihen stammt. Hat jedoch ein Arzt einmal den Mut, sich abzusetzen und aufzuklären, gibt er sich Anfeindungen preis, die bis zum Rufmord gehen.

Es gehört beinahe zum Allgemeinwissen, dass zahlreiche sogenannte wissenschaftliche Gutachten von Professoren gegen entsprechendes Entgelt wunschgemäß angefertigt werden. Und so entsteht in der Bevölkerung bei den Meldungen über angebliche Gesundheitsratschläge und Vorsorge weitgehend der beabsichtigte Eindruck, alles sei wissenschaftlich gesichert und erforscht. Bei genauerer Betrachtung entpuppen sich die Ratschläge meistens als Werbung oder als irreführendes Herumkurieren am Symptom. Wen wundert es, dass Betroffene dann immer wieder nach neuen Lebensformen, Wunderkuren und Diäten suchen.

Seit Beginn des 20. Jahrhunderts ist bekannt, dass der Mangel an biologischen Wirkstoffen, wie er eklatant ist für fabrikatorisch bearbeitete Nahrungsmittel, die Hauptursache für ernährungsbedingte Zivilisationskrankheiten darstellt. Führend bei diesen minderwertigen Produkten sind die Auszugsmehle, alle Fabrikzuckerarten, Fabrikfette, wie Margarinen und raffinierte Öle.

Bisher wurde bei den Kosten für ernährungsbedingte Zivilisationskrankheiten immer von rund 50 Milliarden Mark pro Jahr ausgegangen, bezogen auf Westdeutschland. Ernstzunehmende Prognosen zeigen unter Einbeziehung der östlichen Bundesländer mehr als 100 Milliarden Mark an (Stand 1989). Wenn man aber bedenkt, dass ein Großteil der ernährungsbedingten Zivilisationskrankheiten nicht als solche erkannt und damit auch nicht anerkannt werden, ist die tatsächliche Summe der aufzuwendenden Kosten wesentlich höher (2012 werden die Kosten mit 80–120 Milliarden Euro beziffert). Und was geschieht? Jedermann spricht von Gesundheit, Pharma- und Nahrungsmittelindustrie beherrschen das Informationsfeld, Krankenkassen bieten Aufklärung im Bereich der Prophylaxe und spezielle Ernährungsberatung an. Der Begriff „Vollwerternährung“ wird strapaziert. Bei genauerer Prüfung zeigt sich jedoch, dass kaum objektive fachliche Beratung erfolgt, son-

Ausmahlungsverluste bei Weizen

Verhältnis Vollkorn zu Auszugsmehl Type 405
(Durchschnittswerte)

Mineralstoffe/Spurenelemente	Verlust in %
Eisen	84
Kupfer	75
Magnesium	52
Mangan	71
Kalium	76
Calcium	50

Vitamine	Verlust in %
Vitamin B1	86
Vitamin B2	69
Vitamin B6	50
Niacin	86
Panthothensäure	54
Provitamin A	100
Vitamin E	100

Faserstoffe (sog. Ballaststoffe)	
Im Weizenkorn (Vollkorn)	fast 100
Im Roggenkorn (Vollkorn)	fast 100

dern lasche Zugeständnisse obligatorisch sind. Vollkornkuchen wird mit Fabrikzucker gesüßt und als Vollwertgebäck gepriesen, H-Milch als vorteilhaft dargestellt, Margarine empfohlen, Butter verteufelt und dergleichen mehr. Für Magen-Darm-Kranke ist nach wie vor die Schleimkost vergangener Jahrzehnte obligatorisch. Der ratsuchende Patient bleibt hilflos und verunsichert mit seinen Beschwerden zurück.

Zu allen Zeiten
sind der Entwicklung der Medizin
hauptsächlich zwei Hindernisse
entgegengetreten:
die Autoritäten
und die Systeme.

RUDOLF VIRCHOW

Das größte Ernährungsexperiment des Jahrhunderts

Unser sogenanntes Gesundheitswesen dümpelt wie ein angeschlagener Frachter in trüben Gewässern und erinnert an den Kreuzer „Kronprinz Wilhelm“, auf dem sich im 1. Weltkrieg mit 500 Mann Besatzung ein Drama ohnegleichen abspielte. In Deutschland ist diese Tragödie überhaupt nicht bekannt geworden.

Nachdem dieses kaiserliche Schiff am 3. 8. 1914 Hoboken verlassen hatte, kreuzte es 255 Tage, ohne einen Hafen anzulaufen. Zahlreiche „feindliche Frachter“ wurden ausgeraubt und anschließend versenkt. Am 11. 4. 1915 ging der Kreuzer hilfesuchend mit letzter Mannschaftskraft in James River bei Newport News vor Anker.

An Bord war eine unheimliche Krankheit ausgebrochen, die als Beriberi gedeutet wurde. Die Besatzung litt an Lähmungserscheinungen, Muskelschwund, starken Schmerzen, Blutarmut und konnte sich kaum noch auf den Beinen halten. Einhundert Mann mussten als todkrank bezeichnet werden.

Man rechnete mit ihrem Ableben. Alle anderen waren sehr krank. Die einzige Ausnahme bildeten die Offiziere.

Sie fühlten sich leidlich bis gut.

Das Anlaufen des Hafens war nur gelungen, weil die Mannschaft ihre ganze Energie zusammengenommen hatte.

Was war die Ursache dieser Katastrophe? Frische Luft und reichlich Verpflegung waren vorhanden. „Der Kreuzer hätte noch monatelang seine Kriegsarbeit weiter verrichten können, wenn die typisch amerikanischen Mahlzeiten ihn nicht daran gehindert hätten." (Alfred W. McCann). Die amerikanischen Fachblätter waren übervoll mit Diskussionen über Beriberi. Man glaubte, die deutschen Matrosen seien die Opfer von poliertem Reis geworden. Wenn man sich jedoch den Speiseplan der „Kronprinz Wilhelm" genauer ansieht und die Vorräte, die noch in riesigen Mengen an Bord waren, wird schnell klar, dass die Mannschaft unfreiwillig eines der größten – wenn nicht überhaupt das größte – „Ernährungs-Experimente" aller Zeiten über sich hat ergehen lassen. McCann: „Polierter Reis hatte mit der die Mannschaft hinmähenden Krankheit etwa so viel zu tun wie das Hufeisen mit dem Blitz."

Es war so viel Fleisch an Bord, dass es für Jahre genug gewesen wäre. Vollgetreide (Weizen) wurde als unnützer Ballast über Bord geworfen, da man ja Auszugsmehl, Dosengemüse, Margarine, Kaffee, Tee, Kakao, Kondensmilch, Weißbrot, Maismehl, Salzfische, Käse, Schinken, Speck, Zucker, Zwieback, Corned Beef, Champagner, Bier, Wein und andere Spirituosen sowie Biskuits und feinste Gebäcke in riesigen Mengen bevorratet hatte.

Am 7. Oktober 1914 wurde zum Beispiel der britische Kühldampfer *La Correntina* gesichtet. Er befand sich auf dem Weg von Argentinien nach London und hatte *5 000 000 (5 Millionen) Pfund* frisches Rindfleisch an Bord. Bevor das Schiff versenkt wurde, stopfte man die großen Kühlräume der „Kronprinz Wilhelm" mit Rippen- und Lendenstücken zum Platzen voll. Außerdem wurden noch 150 000 Pfund Fleisch eingepökelt. Es konnte daraufhin jedem Mann pro Tag 3 Pfund Fleisch gegeben werden.

Das Wenige, was als Frischgemüse und Frischobst den versenkten Schiffen vorher abgenommen worden war, kam den Offizieren zugute. Denen ging es – gemessen an dem Zustand der Mannschaft – entsprechend gut.

Die Ursache für die der Beriberi gleichenden Krankheit war also nicht geschälter Reis, den gab es an Bord ohnehin nur etwa alle drei Wochen, sondern die vitalstoffarme Mangelkost, die sich aus Konserven und Präparaten zusammensetzte. Hier der Speiseplan, wie er während der mehr als 8 Monate dauernden Kreuzfahrt üblich und alltäglich war:

Montag

Frühstück	Käse, Hafermehl, kondensierte Milch, Weißbrot, Butter (Oleo), Kaffee, Zucker.
Mittagessen	Erbsensuppe, Büchsengemüse in dem Büchsensaft serviert. Roastbeef im Topf, gekochte Kartoffeln, Weißbrot, Butter, Kaffee, kondensierte Milch, Zucker.

Dienstag

Frühstück	Wurst, Weißbrot, Butter (Oleo), geröstete Kartoffeln, kondensierte Milch, Kaffee, Zucker.
Mittagessen	Kartoffelsuppe, Büchsengemüse in dem Büchsensaft serviert. Roastbeef im Topf, gekochte Kartoffeln, Weißbrot, Butter, Kaffee, kondensierte Milch, Zucker.

Mittwoch

Frühstück	Corned Beef, Weißbrot, Butter (Oleo), geröstete Kartoffeln, Kaffee, kondensierte Milch, Zucker.

Mittagessen	Rindssuppe, Roastbeef, gekochte Kartoffeln, Weißbrot, Butter (Oleo), Kaffee, kondensierte Milch, Zucker.

Donnerstag

Frühstück	Geräucherter Schinken, Käse, Weißbrot, Butter (Oleo), Kaffee, kondensierte Milch, Zucker.
Mittagessen	Linsensuppe, Rinderbraten, geröstete Kartoffeln, Weißbrot, Butter (Oleo), Kaffee, kondensierte Milch, Zucker.

Freitag

Frühstück	Gekochter Reis, Käse, Weißbrot, Butter (Oleo), kalter Braten, Kaffee, kondensierte Milch, Zucker.
Mittagessen	Erbsensuppe, Salzfisch und Topffleisch, gekochte Kartoffeln, Büchsengemüse mit der Büchsensauce serviert, Weißbrot, Butter (Oleo), Kaffee, kondensierte Milch, Zucker.

Sonnabend

Frühstück	Corned Beef, Käse, geröstete Kartoffeln, Weißbrot, Butter (Oleo), kondensierte Milch, Zucker.
Mittagessen	Kartoffelsuppe, Roastbeef, gekochte Kartoffeln, Weißbrot, Butter (Oleo), Kaffee, kondensierte Milch, Zucker.

Sonntag

Frühstück	Gedämpftes Beef, Käse, geröstete Kartoffeln, Weißbrot, Butter (Oleo), Kaffee, kondensierte Milch, Zucker.
Mittagessen	Beefsuppe, Topffleisch, Büchsengemüse im Büchsensaft serviert, gekochte Kartoffeln, Weißbrot, Butter (Oleo).

Die Abendmahlzeiten bestanden aus geröstetem Fleisch oder kaltem Braten, Haschee von Corned Beef, gedämpftem Beef mit Kartoffeln oder kaltem Roastbeef mit Weißbrot, Butter (Oleo), Kaffee, kondensierter Milch und Zucker.

Ab Mitte Januar 1915 beobachtete der Schiffsarzt bei einzelnen Besatzungsmitgliedern auffallende Blässe, erweiterte Pupillen, Kurzatmigkeit. In der zweiten Februarhälfte klagten einige über geschwollene Knöchel und Schmerzen in den Beinen. Ende März wurde die Lage katastrophal. Innerhalb kürzester Zeit war der Kreuzer ein Hospitalschiff geworden. McCann: „Eine Lektion für die amerikanischen Gelehrten, die schreien ‚Beriberi und polierter Reis', wenn rotes Fleisch und Weißbrot die wahren Ursachen sind."

Bezeichnend ist, dass nicht ein Arzt zur Gesundung der kranken Besatzung beitrug – die Ärzteschaft stand hilflos vor den Symptomen und rätselte –, sondern der bereits erwähnte Nahrungsmittelchemiker Alfred W. McCann. Ihm war aufgefallen, dass in dieser einseitigen Verpflegung, wie sie die Matrosen bekamen, natürliche Wirkstoffe fehlten, die nur in frischen Lebensmitteln ausreichend vorkommen, was zwangsläufig zu den bestehenden Mangelerscheinungen führen musste. Seine „Theorie“ wurde von Fachkapazitäten belächelt. Seine dann durchgeführte Praxis gab ihm Recht.

Eine frischkostreiche vollwertige Nahrung führte innerhalb kürzester Zeit zur Heilung selbst der aussichtslos erscheinenden Fälle. Er verfasste daraufhin eine „Anklageschrift“ mit dem Titel „The Science of Eating“, in der er die Machenschaften der Nahrungsmittelindustrie aufdeckte.

Dr. A. von Borosini übersetzte die Aufzeichnungen des Amerikaners. Daraus geht eindeutig hervor, dass der Schiffsarzt der „Kronprinz Wilhelm“, Dr. Perrenon, „nicht nur sein Unwissen frei eingestand, sondern ebenso freimütig von einem Nichtarzt, wenn auch einem Chemiker, zu lernen bereit war.“

Auf die Frage McCanns, ob medizinische Fachkapazitäten diesen Vorfall nicht herunterspielen würden, antwortete Dr. Perrenon: „Einige von den Gelehrten werden wahrhaft große Männer sein, Männer, die die Wahrheit annehmen, wo sie sie finden. Was mich betrifft, meine Aufzeichnungen sind vollständig und schlüssig. Unsere deutschen Behörden werden sich diese Lektion nicht entgehen lassen. Unser furchtbarer Ernährungsversuch wird für Deutschland nicht verloren sein."

Der deutsche Übersetzer von Borosini stellt in einer Fußnote die Frage: „Ist das tatsächlich so oder hat man, wie dies bei anderen ähnlichen Berichten der Fall gewesen ist, Dr. Perrenon den Mund gestopft, wie man auch Ragnar Berg, Röse, Drews, Bachmann, Hindhede und mich totzuschweigen oder lächerlich oder verächtlich zu machen versucht hat? Dass über die Tragödie auf der ‚Kronprinz Wilhelm' während des Krieges in Deutschland nichts an die Öffentlichkeit kam, ist als Kriegsmaßnahme begreiflich. Warum haben aber die ‚zuständigen Sanitätsbehörden' und deren Berater in Berlin diesen Massenselbstmord bei der Armee weiter zugelassen? Warum verhindern die betreffenden Reichs- und Kommunalbehörden auch heute noch nicht dieses ‚Ernährungsharakiri' des deutschen Volkes?"

Ich möchte die Frage ergänzen „... der gesamten sogenannten zivilisierten Bevölkerung auf dieser Welt".

Ahnen Sie, von welchen Mächten wir gesteuert werden? Das Buch von McCann gibt es nicht mehr. Von dem „Experiment" ist in Deutschland nie etwas an die Öffentlichkeit geraten.

Die Antwort ist bereits weiter oben gegeben. Die Informationen liegen in der Hand der Nahrungsmittelindustrie. An den Taktiken hat sich bis heute nichts geändert. Die einsamen Rufer in der Wüste versucht man mundtot oder lächerlich zu machen – der erwähnte Brief der Margarine-Union ist das jüngste Beispiel.

In seinem Vortrag „Ungeahnte Wirkungen falscher und richtiger Ernährung", den der Schweizer Arzt Bircher-Benner am 23. März 1927 im Gustav-Siegle-Haus in Stuttgart hielt, sagte er zu dieser Katastrophe auf dem Kreuzer „Kronprinz Wilhelm": „McCann nennt dieses Geschehnis ein Ernährungsexperiment in großem Stil. Er hat recht ... die Anlage des Experimentes: eine reichliche Nahrung mit allem, was die alte Ernährungslehre nur verlangen kann, abwechslungsreich, eiweißreich, kalorienreich, ganz nach dem Geschmack der Leute. Jedermann bei uns würde sie für genügend, ja für wünschenswert halten. Kein Physiologieprofessor der alten Schule könnte daran etwas aussetzen. Er würde sie für sehr kräftig erklären, ja für gesund. Sie entspricht im großen Ganzen den herrschenden Nahrungsbegriffen. Ihr Stil ist der jeder üblichen Massenernährung, als Soldatenkost ist sie sogar großartig. Das Streben unserer Völker ist fast allgemein nach einer derart zusammengesetzten Nahrung gerichtet worden. Krankenhäuser geben ebensolche Nahrung, ‚Grand Hotels' bereiten sie raffinierter, aber verwenden dasselbe Material ..."

„... Man kann die Situation auch folgendermaßen ausdrücken: Im Angesicht der Krankheit stehen sich gegenüber: Die Medizin, die die Nahrungswirkungen nicht kennt, weder als Krankheitsursachen bei falscher Ernährung, noch als Heilkraft bei richtiger Ernährung, und – repräsentiert durch McCann – die Medizin, welche diese Wirkungen kennt. Ein klassisches Beispiel der Situation, wie sie heute in der Welt besteht. Es ist für Sie vielleicht ebenfalls eine ungeheure Offenbarung, zu hören, dass es eine Medizin gibt, die die Nahrungswirkungen nicht kennt; dass diese Medizin selbst heute noch die offizielle ist, ist ja so schwer zu glauben ..."

Die Persönlichkeit des Kranken
fordert die Persönlichkeit des
Arztes auf den Plan
und nicht technische Kunstgriffe.

C. G. Jung

Verwechslung von diagnostischem Perfektionismus mit therapeutischem Fortschritt

Bevor wir die Besonderheiten der einzelnen Diäten kritisch betrachten, müssen wir noch stärker auf die Ursachen der mangelhaften Aufklärung und Behandlung durch die Ärzte eingehen. „Die medizinische Wissenschaft hat so ungeheure Fortschritte gemacht, dass es praktisch keinen gesunden Menschen mehr gibt" (Aldous Huxley). Wo liegen die Gründe für diesen Widerspruch?

Wie bereits zu Beginn erwähnt, liegt einer der Hauptgründe darin, dass die wissenschaftliche Medizin vorwiegend eine Symptombehandlung treibt. Wir Ärzte werden während unserer Ausbildung hervorragend in Diagnostik, aber nicht in Krankheits*ursachen* unterrichtet. Dies kann nicht oft genug wiederholt werden, zumal die Bemerkung immer wieder ungläubiges Erstaunen hervorruft.

Die Diagnostik, die sich mit der Feststellung der einzelnen Krankheiten beschäftigt, wurde in den letzten Jahrzehnten so außerordentlich verfeinert, dass man von diagnostischem Perfektionismus sprechen kann.

Dies geschah nicht nur in der chemisch-analytischen Labordiagnostik, wobei die zahlreichen biochemischen Stoffe im Blut bis in die letzten Einzelheiten nachgewiesen werden können, sondern auch im physikalischen Bereich durch verfeinerte Röntgenverfahren und die sogenannte Computerdiagnostik. Man kann dadurch Einblick gewinnen in den anatomischen Bau des Körpers und durch histologische Gewebsuntersuchungen in die mikroskopischen Feinstrukturen der Gewebe. Die diagnostischen Möglichkeiten sind kaum mehr steigerbar. Dieser Perfektionismus im Bereich der chemischen Analyse trug auch zu der Vorstellung bei, dass die medizinische Forschung außerordentliche Fortschritte gemacht habe. Bei genauer Betrachtung stellt man aber fest, dass im Bereich der Therapie ein entsprechender paralleler Fortschritt ausblieb. Ausgenommen ist die Notfall-Chirurgie.

Diese Tatsache hat ihren Grund vor allem darin, dass die Therapie sich nach wie vor weitgehend auf eine symptomatische Behandlung beschränkt. Diese Beschränkung auf symptomatische Linderung findet aber ihren Hauptgrund in der sträflichen Vernachlässigung echter Ursachenforschung. Die medizinische Forschung unterliegt hier einer selbst errichteten

Täuschung, indem sie die Berücksichtigung der verfeinerten Diagnostik mit einem daraus resultierenden therapeutischen Fortschritt verwechselt.

Einbeziehung der Krankheitsursachen unerlässlich

Jede Krankheit hat Ursachen. Jede Behandlung, die eine Heilung anstrebt, setzt immer Kenntnis der Ursachen voraus. Die Schulmedizin behauptet zwar, dass sie sich um die Ursachen kümmert, wenn man aber der Sache genau nachgeht, stellt sich heraus, dass sie Krankheitssymptome zur Ursache erhebt.

Nehmen wir einige einfache Beispiele aus der Sprechstunde. Nachdem der Patient seine einzelnen Beschwerden vorgetragen und eine Untersuchung stattgefunden hat, stellt der Kranke die Frage, woher seine Krankheit kommt. Er möchte eigentlich gern die **Ursache** genannt haben. Meistens erklärt der Arzt ihm dann aber, dass die Ursache seiner Beschwerden von Kreislaufstörungen herrühre, von hormonellen Störungen, von falscher Tätigkeit der Schilddrüse, von zu hohem oder zu niedrigem Blutdruck, von der Leber oder irgendeinem anderen Organ. Es findet also eine Verwechslung der Beschwerden mit Krankheit statt. Meist wird dabei weder Arzt noch Patient klar, dass die als Ursache angegebenen Organstörungen ja bereits Krankheits**befunde** darstellen, die ihrerseits Ursachen haben müssen.

Bei noch so gründlicher Untersuchung des Patienten kann der Arzt immer nur krankhafte Befunde feststellen, aber nicht die Ursache dieser krankhaften Störungen, weil die Ursachen ja in der Vergangenheit, also außerhalb des menschlichen Organismus liegen. Eine Kreislaufstörung erklärt beispielsweise zwar die störenden Beschwerden, die den Patienten zum Arzt geführt haben – sie stellt also lediglich eine Bezeichnung/Erklärung dar, – sie ist aber nicht die Ursache.

Bei der Suche nach Krankheitsursachen müssen wir uns also zwangsläufig mit der Vergangenheit des Patienten und seinen Lebensgewohnheiten beschäftigen. Nur dort, nicht in den bei der Untersuchung gefundenen Krankheitsbefunden, können wir die eigentlichen Ursachen finden. Und nur dort müssen wir sie auch suchen. Dazu ist das Wichtigste die Erhebung der Vorgeschichte, also ein ausführliches Gespräch mit dem Kranken. Dieses Gespräch muss bereits Aufschluss geben über die Lebensführung des Patienten, seine berufliche Tätigkeit, seine Einstellung dazu, sein Familienleben, etwaige Spannungen, die aus Schwierigkeiten in der Familie und seinem sozialen Umfeld erwachsen. Oft genügen schon die Spannungen in diesem Bereich, um einen Großteil der Beschwerden zu erklären, die sich meistens in funktionellen Organstörungen äußern.

Ohne Berücksichtigung dieser Verhältnisse reichen die objektiven Krankheitsbefunde nicht aus, um das ganze Krankheitsbild zu verstehen.

Die Einbeziehung der Krankheitsursachen, die nur aus dem bisherigen Leben des Patienten zu ersehen sind, ist also für eine ganzheitliche Behandlung unerlässlich. Leider ist es heute üblich, dass die Therapie sich fast ausschließlich auf Laborbefunde stützt. Auch noch so minutiöse Laborbefunde reichen allein für eine erfolgreiche Therapie nicht aus.

Jeder ganzheitlich denkende Arzt sollte sich fragen:

Warum ist der Patient überhaupt krank geworden? Warum hat er gerade diese Krankheit bekommen? Warum hat er gerade diese Krankheit zu dieser Zeit bekommen?

Ein weiteres Beispiel soll die fehlerhafte symptomatische Behandlung und das damit verbundene Spezialistentum deutlich machen. Die Cholesterinforschung hat Einzelheiten erarbeitet, in welchen Nahrungsmitteln mehr Cholesterin vorkommt, in welchen weniger. Sie hat auch unterscheiden gelernt zwischen verschiedenen Cholesterinfraktionen, zum Beispiel dem HDL- und LDL-Cholesterin (HDL = high density lipoprotein; LDL = low density lipoprotein).

Die daraus abgeleiteten Ratschläge, entsprechende cholesterinhaltige Nahrungsmittel zu meiden, gehen am Wesentlichen vorbei und bleiben letzten Endes in einer symptomatischen Behandlung stecken.

Ob im Stoffwechsel eines Menschen das Cholesterin positiv genutzt wird oder zu krankhaften Ablagerungen führt, ist überhaupt nicht von der Art und Menge des Cholesterins abhängig, sondern von seiner Verwertbarkeit. Diese ist aber ihrerseits wieder von zahlreichen Faktoren des Stoffwechsels, das heißt vom Gesamtstoffwechsel, abhängig. Und dieser ist wiederum das Resultat der gesamten Lebensführung des Menschen, nicht nur von der Zusammensetzung seiner Nahrung, sondern auch von seiner Einstellung zu sozialen Gegebenheiten, seiner Einstellung zu Mitmenschen, zu seinen geistigen Vorstellungen auf religiösem und politischem Gebiet. Der Mensch ist, wie es die alten Griechen ausdrücken, ein zoon politikon, ein geselliges Wesen.

Die chemischen Abläufe im Organismus, auf die wir durch die chemischen Untersuchungsergebnisse im Labor Rückschlüsse ziehen, sind nicht nur von den materiellen, chemisch und physikalisch nachweisbaren Einzelbefunden abhängig, sondern auch in nicht geringem Maße von seelischen Einflüssen.

Dem Zuckerkranken ist zum Beispiel bestens bekannt, dass seelische Belastungen den Blutzuckerspiegel stark beeinflussen können. Der Blutzucker ist eben nicht nur abhängig von dem Gehalt an zuckerbildenden Stoffen in der Nahrung, sondern auch von der jeweiligen Verfassung des Patienten, die ja laufend einer Veränderung – je nach Lebensumständen – unterliegt.

Der Mensch ist eine Leib-Seele-Einheit

Wenn in diesen Ausführungen mal von seelischem und mal von geistigem Bereich gesprochen wird, so besteht im Grundsätzlichen kein Unterschied zwischen Geist und Seele. Man kann sowohl den Ausdruck „geistig" wie „seelisch" verwenden, denn wenn wir annehmen, dass der Mensch nicht aus Leib und Seele besteht, sondern eine Einheit ist, so bedeutet dies gleichzeitig, dass der Mensch ein geistiges Wesen ist. Die Materie, die ein Produkt der Schöpfung ist, also eines geistigen Prozesses, hat Teil am geistigen Prinzip des Kosmos. So kann man auch die Seele des Menschen zugleich betrachten als den persönlichen Anteil, den der lebendige

Mensch an dem universellen Geist hat, der den Kosmos erfüllt.

Eine solche Betrachtung zeigt, dass es auch im Bereich chemischer Abläufe im Organismus nicht gestattet ist, diese nur vom rein chemischen Blickwinkel aus zu betrachten, sondern dass geistige Aspekte mit einbezogen werden müssen. Der Arzt begegnet diesen Tatsachen täglich im Umgang mit seinen Patienten.

Die Ganzheitsmedizin stellt zwar schon von jeher diese Forderungen, sie sind aber bis heute nicht im geringsten erfüllt. Die immer stärker fortschreitende Spezialisierung führt dazu, dass sich die medizinische Wissenschaft immer weiter von diesem Ziel entfernt.

Die Einbeziehung seelischer Vorgänge in die Krankenberatung und Behandlung wird von manchem Vertreter der wissenschaftlichen Medizin abgelehnt, da dadurch der Boden des rationalen Bereichs verlassen und irrationale Momente mit einbezogen würden.

Die Vertreter der wissenschaftlichen Medizin sind stolz, dass die etablierte Medizin eine rein rationale Wissenschaft ist. Sie betrachten irrationale Momente, die nicht mit Vernunft erfassbar sind, als unwissenschaftlich. Und Unwissenschaftlichkeit ist für diese Vertreter zugleich der schlimmste Schritt. Die Einbeziehung irrationaler Aspekte wäre aber – so argumentieren sie – ein Verlassen des Bodens exakter Wissenschaft. Der Fehler dieser Argumentierung wird schnell klar, wenn man berücksichtigt, dass der Mensch ein geistiges Wesen ist und damit eo ipso dem ausschließlichen Zugriff der naturwissenschaftlichen Bereiche, der Physik und Chemie, zwangsläufig entzogen ist.

Aber nicht nur der Mensch, sondern Tiere, Pflanzen und auch die unbelebte Welt, das Mineralreich, die gesamte Erde, der Kosmos sind Bereiche der Schöpfung, die rein naturwissenschaftlich nicht erfassbar sind. So ist zum Beispiel nicht erklärbar, dass in einem Radieschensamen auf kleinstem Raum geistige Kräfte ruhen, die mit rein rationalen Methoden der Naturwissenschaft nicht nachweisbar sind, die aber dazu führen, dass sich aus diesem Samen die zahlreichen spezifischen Eigenschaften des Radieschens entwickeln. Man hat zwar heute in den Genen die anatomischen Substrate nachgewiesen, die geistigen Kräfte, die dahinterstecken, entziehen sich jedoch dem direkten Nachweis.

Fazit: Bleibt die Medizin auf dem Boden rein rationalen Denkens, so kann sie das Wesen des Menschen, der Schöpfung, niemals erfassen. Dies führt zwangsläufig dazu, dass ihre auf rein rationaler Methode beschränkte und eingeengte Therapie sehr bald, das heißt zu rasch, an die Grenzen ihrer therapeutischen Beeinflussbarkeit stößt. Dies ist ein Dilemma von vielen anderen. Es hat die sogenannte Schulmedizin in die Sackgasse geführt, die als Krise in der Medizin fungiert.

Die größte Zahl der Menschen
stirbt keines natürlichen Todes,
sondern mordet sich selbst
durch eine verkehrte Lebensweise.

Seneca

Diät – was ist das?

Das Wort Diät stammt aus dem Griechischen (diaita) und bedeutet ursprünglich Lebensordnung, Lebensführung. Nach Auffassung der weisen griechischen Philosophen ist dabei der Übereinstimmung von Denken, Reden und Handeln der höchste Stellenwert einzuräumen.

Von Sokrates (* um 470, † 399) ist bekannt, dass er diese Lebensführung bis zur letzten Konsequenz befolgte. Ohne persönliche Rücksichten fühlte er sich Gesetz und Gerechtigkeit verpflichtet. Wegen angeblicher Einführung neuer Götter und Verführung Jugendlicher wurde er zum Tode durch den Schierlingsbecher verurteilt. Die gebotene Möglichkeit der Flucht nutzte Sokrates nicht. Ihm war wohl bewusst, dass ein Überleben seiner Lehre nur möglich schien durch Annehmen und Ausführen des ungerechten Urteils. Die richtige Erkenntnis, das richtige Sachwissen waren für ihn gleichbedeutend mit dem richtigen Handeln.

Sokrates hinterließ der Nachwelt keine Schriften,

da er nur mündlich lehrte. Seine Lehre lebte weiter in seinen Schülern, zum Beispiel Platon.

Über Pythagoras (* 570, † um 480) und seine Lebensführung schreibt Eduard Baltzer 1868 in seinem Werk „Pythagoras – der Weise von Samos" (Verlag Heilbronn):

Die Werke des Pythagoras selbst sind leider zumeist untergegangen: doch auch in ihren Fragmenten sind sie noch vollkommen ausreichend, um die Harmonie, die des Pythagoras ganzes Wesen erfüllte, auch in seiner Sprache bewundern zu lassen und Herders Wort auf ihn anwendend zu sagen: seine Gedanken sind Söhne des Himmels und seine Worte Töchter der schönen Erde.

... war ihm denn vor allem die naturgemäße Diät ein Naturgesetz, eine Regel, die er der umzubildenden Welt weise entgegentrug.

Die strengste Reinlichkeit und Sauberkeit war daher Lebensgesetz. Tägliche Luftrationen und Waschungen mit Quell- und Seewasser waren Vorschrift.

... Ebenso strenge Reinlichkeit hielt man in der Kleidung ...

Alles Barbarische, Rohe, Leidenschaftliche, Unnatürliche fernzuhalten oder wo es vorhanden war umzubilden in sein Gegenteil, war in allen Beziehungen Grundsatz der pythagoreischen Reform ...

... Das Zentrum der natürlichen Lebensweise liegt aber natürlich in der Ernährung ...

... Pythagoras (war) in Speise und Trank außerordentlich mäßig und nüchtern und lehrte das als eine religiöse Pflicht erkennen ...

Eben deshalb begnügte sich Pythagoras nicht mit der leicht täuschenden quantitativen Mäßigkeit, er übte auch die qualitative im bewußten Einverständnis mit der Mutter Natur. Er aß kein Fleisch und trank keinen Wein; er mied, was vom getöteten Tiere stammt, er missbilligte die Jagd; Köche und Jäger vermied er als unrein. Er selbst opferte den Göttern kein Tier, sondern brachte nur unblutige Opfer: Weihrauch, Honig, Hirse, Kuchen und dergleichen ...

Oft sagte er ... mit aller Kunst müsse man meiden, ja mit Feuer und Eisen und allen Hilfsmitteln austilgen: vom Körper die Krankheit, vom Geiste die Dummheit, vom Magen den Luxus, vom Staate den Aufruhr, vom Hause die Zwietracht, von allem die Maßlosigkeit ...

Seine Freunde liebte er sehr und lehrte zuerst, Freunde müssten alles gemeinsam haben, denn der Freund sei das andere Ich. Waren sie gesund, so verkehrte er mit ihnen; waren sie körperlich krank, so heilte er sie; waren sie krank im Gemüt, so tröstete er sie ... bald durch Gesang und Zauber, bald durch Musik ...

Besonders aber, wenn er in den Heiligtümern opfern und in ihnen länger verweilen wollte, bediente er sich reizloser Nahrung: die hungerstillenden bereitete er aus Mohnsamen und Sesam, aus gelauchter Meerzwiebel und deren Milchsaft, Asphodill mit dem Stängel, Malvenkohl, Gerstenschrot, Gerstenbrot, Erbsen, was alles man mit Honig zubereitete …

Die Schule und Lehre des Pythagoras vermittelte wissenschaftlichen Elementarunterricht, der auf die Erziehung des Schöpferischen im Menschen zielte, den Dienst am Nächsten im Sinne des Göttlichen anstrebte.

Beeindruckt von dieser Lehre äußerte sich Plutarch (* um 46, † um 125) über die pythagoreische Lebensweise. Über das Töten von Tieren und Fleischessen schreibt er:

Dass nun aber das Fleischessen dem Menschen nicht natürlich ist, geht fürs Erste aus der Einrichtung seines Körpers hervor. Denn mit keinem der auf Fleisch essen angewiesenen Tiere hat der menschliche Leib eine Ähnlichkeit. Er besitzt nicht die Krümmung des Schnabels, nicht die Schärfe der Klauen, nicht die Schneide der Zähne, nicht die Stärke des Magens und die innere Wärme, welche die schweren Fleischspeisen verwandeln und verdauen kann. Im Gegenteil hat die Natur durch die Glätte der Zähne, die Kleinheit des Mundes, die Weichheit der Zunge und die Schwäche der Verdauungssäfte von Hause aus das Fleischessen verschworen. Bestehst Du dennoch darauf, dass Du zu solcher Ernährungsweise geschaffen seist, so töte zuerst selbst, was Du verzehren willst, aber durch Deine angeborenen Waffen, nicht mit dem Schlachtmesser, nicht mit Keule und Beil.

Wie die Wölfe und Löwen selbst töten, was sie verzehren, so erwürge einmal einen Stier mit dem Gebiss, zerreiße ein Schwein, ein Lamm, einen Hasen mit dem Rachen, und verschlinge wie jene Deine Beute halb lebend! Musst Du aber warten, bis das Empfindende eine Leiche ist, schreckt Dich die inwohnende Seele zurück, das Fleisch anzubeißen, warum issest Du überhaupt der Natur zuwider, was eine Seele hat? Ja auch das Entseelte, das Tote, isset noch niemand wie es ist, sondern sie sieden, braten und verwandeln es erst durch Feuer und Gewürze und suchen durch tausenderlei Spezereien den Mordgeruch zu vertreiben und zu vertilgen, damit nur der getäuschte Gaumen die naturwidrige Speise annehme! Gewiss treffend war die Äußerung des Lacedämoniers, der in einer Speisewirtschaft einen Fisch gekauft hatte und ihn dem Wirt zur Zubereitung gab. Als der Wirt Käse, Essig und Öl verlangte, sagte er: „Ei, wenn ich das hätte, brauchte ich keinen Fisch zu kaufen!“ Wir aber schwelgen in der Mordlust dermaßen, dass wir das Fleisch Zukost nennen und zum Fleisch wieder Zukost nötig haben, indem wir es mit Öl, Wein, Honig, Salzlake, Essig, mit syrischen und arabischen Gewürzen mischen, als ob wir wirklich eine Leiche einzubalsamieren hätten. Ja auch nach dieser Auflösung, Einweichung und sozusagen Fäulnis ist seine

Verdauung immer noch eine schwere Arbeit, und selbst wenn es verarbeitet ist, macht es noch arge Beschwerden und erzeugt Krankheiten und Unverdaulichkeit."

Nur angedeutet werden konnte an dieser Stelle, was das Wort Diät/diaita eigentlich besagt. Im Laufe von Jahrhunderten kam es allerdings zu einem grundlegenden Bedeutungswandel und ständig zunehmender Einengung des ursprünglich umfassenden Begriffs.

War „diaita" gekennzeichnet durch eine der Krankheit vorbeugende Lebensweise, durch die Pflege von Körper, Geist und Seele, ist der Begriff Diät heute reduziert auf einen – noch dazu minderwertigen – Nahrungsanteil.

Allgemein verwendet man die Bezeichnung Diät für einschränkende Kostformen, die gekennzeichnet sind durch Verbote. „Ich esse schon seit Jahren Diät ... ich darf dieses und jenes nicht essen ..." ist der Standardsatz vieler Patienten. Verbote passen wiederum nicht in eine umfassende ganzheitliche Lebensbetrachtung und -beratung.

Üblichen Diätformen ist gemeinsam, dass sie sich nicht für eine Dauerernährung der verschiedenen Völkergruppen eignen. Sie stellen einseitige Kostformen dar und können allenfalls für kurzfristige Anwendungen gelten. Bei langzeitiger Einhaltung der meisten Diäten treten infolge der Einseitigkeit gesundheitliche Schäden auf. Sie sind – ohne Ausnahme – eine indirekte Anklage an die Schöpfung, die scheinbar die naturgegebene Nahrung unvollkommen geschaffen hat.

Im Gegensatz zu einer vitalstoffreichen Vollwerternährung, die ganzheitliche Aspekte einbezieht, stehen die Aussagen der inzwischen auf dem Markt erschienenen umfassenden Literatur, in der zahlreiche Diäten und Sonderkostformen jedermann Heil und Gesundheit versprechen. So tummeln sich Kostformen für Säuglinge und alte Menschen neben der Anti-Acid-Methode, Diabetes-Diät und Diät bei hohem und niedrigem Blutdruck, Makrobiotik nach Ohsawa, Haysche Trennkost, Waerland-Kost, Öl-Eiweiß-Kost nach Budwig, Diät nach Diamond, Steintel, Lutz, Sommer, Wandmaker, Nierendiät, Leberdiät, Gallendiät, Magenschonkost, Brigitte-Diät, Evers-Diät, Bircher-Benner-Diät, milchsaure Kost nach Kuhl, anthroposophische Ernährungsrichtlinien, Schaub-Diät, phosphatfreie Kost nach Hafer, Sonnenkost, Instinktotherapie, Atkinsdiät, Diät nach Jarvis, Xaver-Mayr-Kur, Rotations-Diät, Kartoffeldiät, Leistungsdiät nach Dr. Haas, Hollywood-Diät, milde Ableitungsdiät, Nolfi-Diät, Sprossendiäten, Biokostformen verschiedenster Art, Schnitzer-Kost, Mazdaznan-Bewegung und andere mehr.

Sie geistern durch die Presse, spuken in den Köpfen Hilfesuchender. Wer findet sich da noch zurecht? Was ist abzulehnen? Was ist ihnen gemeinsam? Gibt es überhaupt verschiedene und dennoch richtige Kostformen?

Wir werden versuchen, einen gangbaren Weg durch dieses verwirrende Gestrüpp zu bahnen. Ob wir jeder „Meinung“ gerecht werden können, wagen wir von vornherein zu bezweifeln. Den Meinungen das Wort zu geben ist ja auch nicht unsere Absicht. Wer sich auf Meinungen verlässt, geht ein Risiko ein. Wegweiser können nur aufgestellt werden, wenn der Weg auch vorher als sicher begehbar für alle getestet wurde. Auf unserem Wegweiser steht das Wort Erfahrung. Vertrauen Sie sich ihm unbesorgt an.

Säuglingsernährung

Diät auch für den Säugling? „Das gibt es doch gar nicht“, sagen Sie bestimmt. Wir werden sehen.

Die einzig richtige und optimale Ernährungsform ist in den ersten Lebensmonaten unumstritten die Muttermilch. Darin sind sich alle „Experten“ einig. Über das Stillen an der Brust der Mutter ist eine Diskussion nicht nötig und auch nicht möglich. Neuerdings wird aber in der Presse wieder einmal vor dem Stillen gewarnt, da die Muttermilch zahlreiche Schadstoffe aus unserer vergifteten Umwelt enthalte.

Anderen Meldungen zufolge besteht angeblich durch den in der Muttermilch enthaltenen Milchzucker die Gefahr, dass der Säugling an Karies erkrankt, wenn er länger als 6 Monate gestillt wird. Dass es sich bei der letzten Aussage um eine versteckte Werbung der Nahrungsmittel-Industrie handelt, wird deutlich, wenn man die dazu passende Empfehlung liest, Säuglingen und Kleinkindern Fertignahrung zu verabreichen. Pulvermilch, die allen veralteten klassischen Diätregeln gerecht wird!

Schadstoffe in der Muttermilch

Der Toxikologe Prof. Eichholtz (1989 –1967) bezeichnete die Zunahme der belastenden Stoffe in unserer Umwelt bereits in den 50er Jahren als toxische Gesamtsituation. Eine Mutter, die ihren Säugling stillt, unterliegt natürlich auch diesen Belastungen, ist also nicht imstande, sich dem Zustand zu entziehen, also eine Nahrung zu sich zu nehmen, die frei ist von Umweltgiften.

Alarmierende Meldungen über Schadstoffe in der Muttermilch gibt es bereits seit 1950. Mit der Verbesserung der analytischen Methoden können die Milchproben heute zuverlässiger als in den Vorjahren auf Rückstände untersucht werden. Jede Mutter hat die Möglichkeit, ihre Milch beim örtlichen Gesundheitsamt daraufhin prüfen zu lassen. Die Ergebnisse weisen beträchtliche Unterschiede auf, je nach regionaler Herkunft der Milchproben, also besonders belasteten Gebieten, und je nach Ernährung der Mutter. Selbstverständlich geht die Belastung der Muttermilch parallel mit der Umweltbelastung.

Obwohl von offizieller Seite betont wird, dass „eine wesentliche Abnahme“ der Schadstoffkonzentration durch Ernährungsumstellung „nicht beobachtet wurde“, können wir immer wieder feststellen, dass die Untersuchungsergebnisse wesentlich günstiger ausfallen, wenn Frauen sich vollwertig ernähren und die Lebensmittel weitgehend aus biologischem Anbau stammen.

In vielen Fällen wird Müttern von Seiten der Ärzte gänzlich vom Stillen abgeraten.

In der Tat geben die nachweisbaren Rückstände in der Muttermilch Anlass zu Besorgnis. Mit einem Verbot des Stillens oder dem dringenden Rat, bald abzustillen, ist das Problem jedoch nicht gelöst, denn Muttermilch ist in der spezifischen Zusammensetzung so optimal der Entwicklung des Säuglings angepasst, dass es keine absolut gleichwertigen Alternativen gibt.

Wenn die Mutter auf Grund der Schadstoffbelastung nicht stillen würde, wäre sie ja gezwungen, dem Säugling die mit Umweltgiften belastete Nahrung direkt zu geben, der noch dazu die wichtigen Schutz- und Wirkstoffe der Muttermilch fehlen. Sie kann also durch Vermeidung des Stillens den Säugling nicht von den ubiquitären Umweltgiften fernhalten. Der Einwand gegen das Stillen wegen dieser Gifte ist also nicht haltbar. Man kann der Mutter aber empfehlen, sich während der Stillzeit möglichst von Lebensmitteln aus organischem Landbau zu ernähren und – falls sie in Ballungszentren lebt – möglichst oft den Aufenthalt in abgasfreier Luft (die Bezeichnung „frische“ Luft ist kaum noch anzuwenden) zu suchen. Dies führt nachweislich zu weniger Rückständen in der Muttermilch. Es wäre aber wenig sinnvoll, wenn sie sich nur während der Stillzeit so verhielte.

Nachfolgend das Ergebnis einer Prüfung von Muttermilch auf Organochlorpestizidrückstände vom 26. 7. 1991. Die Mutter versorgte sich mit Obst und Gemüse aus dem eigenen giftfreien Garten und ernährte sich im übrigen mit einer vitalstoffreichen Vollwertkost. Verglichen mit anderen Untersuchungsergebnissen fiel diese Probe äußerst günstig aus.

Substanz	Gehalt Probe	Maximal duldbar*
Hexachlorbenzol ß-HCH	0,01	1,2
(Hexachlorcyclohexan)	uN	1,9
Lindan	uN	19,1
sonst. HCH	uN	9,6
Heptachlorepoxid (HCE)	uN	1,0
Dieldrin	uN	0,2
Gesamt-DDT	0,03	9,6
PCB 153 Hexachlorbiphenyl	0,06	n. f.
PCB 138 Hexachlorbiphenyl	0,05	n. f.
PCB 180 Heptachlorbiphenyl	0,04	n. f.
PCB ber. als Clophen A60	0,3	1,9

uN = unter der Nachweisgrenze
n.f. = nicht festgelegt

Nachweisgrenze je Einzelkomponente ca. 0,01 mg/kg Fettbasis

* Richtwerte der Deutschen Forschungsgemeinschaft (DFG) für die Aufnahme einer durchschnittlichen täglichen Milchmenge von 850 ml mit 34,5 g Fett unter Berücksichtigung eines Sicherheitsfaktors von 10.

Es stimmt zornig zu sehen, dass selbst bei „optimalen“ Lebensbedingungen, wie in diesem Fall, eine Belastung des wichtigsten Lebensmittels Muttermilch für den Säugling nicht zu vermeiden ist. Ob Dioxin, DDT, Lindan oder andere Gifte – der Beweis ist erbracht, dass alle Schadstoffe einem Kreislauf unterliegen. Sie sind auf der ganzen Welt verteilt, befinden sich in Gebieten, in denen sie nie angewendet wurden (Antarktis zum Beispiel), in Lebensmitteln, die nicht direkt damit „behandelt“ wurden und eben auch in der Muttermilch. Die Natur rächt sich nicht. Sie zieht aber Konsequenzen.

Eltern- und Bürgerinitiativen wandten sich schon vor Jahren an Bundeskanzler, Bundestagsabgeordnete, Bundesgesundheitsamt, WHO (Weltgesundheitsorganisation). Hat sich etwas geändert?

Geschieht deshalb von staatlicher Seite etwas?

Es ist eine Illusion, „von oben“ Hilfe zu erhoffen, denn wir leben in einer Wirtschaftsdiktatur. Die Vertreter der Wirtschaftslobby sitzen auch in Regierungskreisen.

Die einzige Konsequenz wäre doch ein sofortiges Verbot für Herstellung, Anwendung, Import und Export all dieser die Gesundheit der kommenden Generationen gefährdenden Stoffe. Aus wirtschaftlichen Gründen riskiert man jedoch lieber unübersehbare gesundheitliche Schäden und Vernichtung des Lebens.

Wie eine Vergiftung durch derartige Schadstoffe aussehen kann, ist für jedermann nachlesbar. Das sogenannte Seveso-Gift Dioxin, das in der Muttermilch in höheren Mengen vorkommt, als es das Bundesgesundheitsamt zulässt und deshalb erneut großes Entsetzen auslöst, ist hochtoxisch und wirkt bereits in der geringen Menge von µg pro kg Körpergewicht tödlich (Mikrogramm = 1 Millionstel Gramm).

Der Begriff Dioxin steht für eine ganze Gruppe von anderen Stoffen. Der bekannteste, TCDD (Abkürzung für 2,3,7,8-Tetrachlordibenzo-p-di-oxin), hat durch den am 10. 7. 1976 in Seveso bei Mailand stattgefundenen Unfall in der Chemiefabrik von Icmesa (einer Tochterfirma von Hoffmann La Roche) traurige Berühmtheit erlangt. Bei dieser Explosion gelangten etwa 2 kg TCDD in die Umwelt. Die Kinder und Erwachsenen, die damit in Berührung kamen, erlitten lebensgefährliche Verletzungen und entstellende Verätzungen.

TCDD ist krebserregend, kann zu Missbildungen führen. Es reagiert im Organismus mit Nukleinsäuren und Proteinen und greift in zahlreiche biologische Stoffwechselvorgänge ein.

Wir müssen uns endgültig von dem Gedanken

verabschieden, dass es noch Freiräume für uns auf diesem Planeten gibt. Wir müssen uns endgültig von der jede Aktivität lähmenden Vorstellung befreien, dass Seveso (oder Harrisburg, Tschernobyl, Fukushima … die nächste Chemiefabrik, das nächste Atomkraftwerk …) doch recht weit entfernt liegt.

Die einzige Hilfe liegt darin, bereits die Herstellung dieser lebensgefährlichen Gifte zu unterbinden. Erst wenn der Protest Einzelner zu einem Massenprotest angewachsen ist, werden Politiker und Behörden hellhörig. Die 1978 gegründete Gesellschaft für Gesundheitsberatung GGB e. V. – ein gemeinnütziger Verein – hat bereits vieles bewegt und ist in Gesundheitsfragen besonders engagiert. Sie hat ihren Sitz in 56112 Lahnstein und steht Ihnen für Fragen im Bereich der Gesundheitsprophylaxe zur Verfügung.

Wir sind ein Teil der Erde …
Alle Dinge sind miteinander verbunden …
Was die Erde befällt, befällt auch die
Söhne der Erde.

aus der Rede des Häuptlings Seattle
vor dem Präsidenten der
Vereinigten Staaten von Amerika im Jahre 1855

Übliche Säuglingsernährung in Form von Diät

Die Präparate der üblichen Firmen, die Pulvermilch für Säuglinge herstellen, brauchen wir nicht aufzuzählen. Sie sind allen Leserinnen und Lesern hinlänglich bekannt. In der auf den Seiten 230/231 abgebildeten Tabelle „Die Ordnung unserer Nahrung" von Prof. Kollath (1892–1970) rangieren sie in der minderwertigsten Gruppe der Präparate in Spalte 6. Strenggenommen – so Kollath – sind diese Produkte nicht für die menschliche Ernährung geeignet, sondern gehören in ein Labor. *(Die Tabelle kann in unterschiedlicher Ausführung beim emu-Verlag bestellt werden.)*

Von sogenannten Ernährungswissenschaftlern, denen die jahrzehntelange ärztliche Beobachtung und Behandlung von Kleinkindern gänzlich fehlt, tauchen mit Rücksichtnahme auf wirtschaftliche Interessengruppen Ernährungsempfehlungen auf,

Das Kind soll gegen alle Arten der
Vernachlässigung, der Grausamkeit
und Ausbeutung geschützt sein.
Es soll nicht Gegenstand von Handel sein,
in welcher Form auch immer

aus der Erklärung der Rechte des Kindes
der Vereinten Nationen

die letztlich in der übereinstimmenden Äußerung münden, dass die industriell gefertigte Milchnahrung die sicherste Alternative zur Muttermilch sei. Dazu hält man an dem überholten Dogma des Verzehrs tierischen Eiweißes fest und empfiehlt Kleinkindern den Verzehr von Fleisch. So heißt es denn nach einem Kongress des Bundesverbandes der Kinderärzte in der Ärzte-Zeitung „Streng vegetarische Kost ist für Säuglinge und Kleinkinder äußerst gefährlich.“ Diese Einstellung und pauschale äußerst unwissenschaftliche Abkanzelung kann nicht verwundern, liegt doch diesen Kreisen keine langjährige Erfahrung mit Vollwerternährung vor. Und daraus erwächst natürlich wiederum Unsicherheit, so dass man es lieber bei den herkömmlichen Empfehlungen belässt, obwohl deren gesundheitliche Nachteile bekannt sind.

Die Wartezimmer der Kinderärzte sind den überholten Ernährungslehren entsprechend voll. Frühsymptom ernährungsbedingter Störungen ist die fast obligatorische Verstopfung des Säuglings. Weiter geht es mit Infektanfälligkeit, ständigen sogenannten Erkältungen, Schnupfen, Unwohlsein, allgemeiner Abwehrschwäche. Die Prophylaxe (Vorsorge) der meisten Kinderärzte sieht so aus, dass sie D-Fluoretten verschreiben und sich auf Symptombehandlung beschränken. Fluoride sind jedoch

Breitbandenzymgifte und dazu prädestiniert, weitere Spätschäden hervorzurufen (s. „Vorsicht Fluor", emu-Verlag).

Die Kinder der jetzigen Generation sind die fest einzuplanenden Kranken von morgen. Ein kerngesundes Kind, das noch nie einen Arzt oder Zahnarzt benötigte, gibt es vermutlich gar nicht mehr. Wenn ja, ist es eine erwähnenswerte Ausnahme.

Es wird höchste Zeit, Wissen, Erkenntnisse und Sicherheit über gesunde Lebensweise in die Familien zu bringen, echte Gesundheitserziehung und Vorsorge zu betreiben. Die Gegenwart mit ihren offen zutage tretenden Gesundheitsschäden fordert dringend dazu heraus, das bereits Erkannte und Bewährte zu verwirklichen. Dazu gehört nicht Mut, sondern Wissen und Erfahrung. Dazu gehört natürlich auch die Freiheit, sich über die Meinungen der Wirtschaftsinteressen und deren Vertreter hinwegzusetzen. Wer Rücksicht nehmen muss und es sich mit verschiedensten Gruppierungen nicht verderben will, sollte sich lieber gar nicht äußern, als Halbheiten zu vertreten.

So veröffentlichte die Zeitschrift „natur" Ende 1991 in einer Sonderausgabe „Kind und Umwelt" folgendes Zitat von Prof. Leitzmann:

„Dr. Bruker kann Ihnen 100 gesunde Frischkornkinder vorführen. Die Kinder, die aber am rohen

Getreide schwer erkranken, verschwinden in irgendeiner Klinik und werden natürlich nicht erwähnt."

Wir fragten uns natürlich besorgt, warum er es nötig hat, sich auf diese unseriöse Art zu profilieren. Kam er doch Ende der 70er Jahre selbst als „Lernender" mit seinen Studenten in meine Klinik, um sich über die Vollwerternährung zu informieren. Gelobte gar Würdigung der gewonnenen Erkenntnisse nach erlangter Professur. Und nun dies?

Von unseren Anwälten aufgefordert, sich zu seiner diskriminierenden Bemerkung zu äußern, reagierte er mit gegenüberstehendem Brief:

Man überschätzt leicht
das eigene Wirken und Tun
in seiner Wichtigkeit
gegenüber dem,
was man durch andere
geworden ist.

DIETRICH BONHOEFFER

8. 11. 1991

Sehr geehrte Herren Rechtsanwälte,
Ihren Brief vom 30. 10. 1991 habe ich erhalten. Ihre Vorstellung ist richtig, dass das angeführte Zitat nicht von mir stammt. Herr G. Haux (Anm.: Verf. des betr. Artikels) hat allerdings eine Aussage dieser Art von mir richtig wiedergegeben, dabei aber versäumt zu erwähnen, dass ich meinerseits Kollegen mit klinischer Erfahrung zitiert habe.

Ich darf Ihnen versichern, dass ich die mir zugeschriebene Äußerung zukünftig weder selbst tun noch als Zitat eines Kollegen weitergeben werde. Gestatten Sie mir bei dieser Gelegenheit aber noch folgende Bemerkung. Ob es sich bei der Grundaussage und These, die der fraglichen Äußerung zugrunde liegt – dass nämlich Kinder an rohem Getreide schwer erkranken können – um eine falsche und diskriminierende Aussage handelt, vermag ich nicht eindeutig zu sagen, da ich – wie Sie selbst feststellen – weder Arzt bin noch die entsprechende Erfahrung besitze. Diese Frage wäre anhand einschlägiger wissenschaftlicher Veröffentlichung zu diesem Thema zu entscheiden.

Mit freundlichen Grüßen
C. Leitzmann

Wenn keine ärztlichen Kenntnisse und keine therapeutischen Erfahrungen vorliegen – wie in diesem Fall –, sollten auch keine Äußerungen dieser Art gemacht werden, schon gar nicht in einer an Rufmord grenzenden Form.

Es hat sich aber eingebürgert, dass jeder über ärztliche Themen spricht und schreibt, sich mitunter sogar als Arzt ausgibt (obwohl er es nicht ist), ohne überhaupt jahrzehntelange praktische Erfahrung am Patienten vorweisen zu können.

Interessant zu beobachten, dass die Kreise, die intensiv über Vollwerternährung bei Kleinkindern mitreden, gerade mit dieser Altersgruppe keine Erfahrungen vorweisen können, sondern allenfalls vom kurzfristigen Augenblicksgeschehen ausgehen.

Ohne ärztliche Erfahrung und immer wieder erprobte gewissenhaft durchgeführte langjährige Anwendung und Beobachtung sind Bemerkungen wie die zitierten jedoch als verantwortungslos leichtfertig anzusehen.

Die von Prof. Leitzmann geforderten „einschlägigen wissenschaftlichen Veröffentlichungen zu diesem Thema“ können in meinen Büchern nachgelesen werden. Meine Aussagen erfüllen diese Forderungen. Sie sind auf Grund mehr als 40-jähriger klinischer und praktischer Erfahrung an vielen zehntausenden Patienten gewonnen, frei von Scheinwissenschaft, die auf hohlen Theorien und chemisch-analytischer Betrachtungsweise aufbaut. Ich bin gern bereit, konträre Erfahrungen zu diesem Thema zu diskutieren, erwarte allerdings, dass die Gesprächspartner ebenfalls Erfahrungen über mehrere Jahrzehnte an zehntausenden von Patienten vorlegen können.

Bevor meine Literatur über Säuglingsernährung veröffentlicht wurde, hat sich aus den Reihen der sogenannten Ernährungswissenschaft und der etablierten Medizin niemand um eine Vollwerternährung für Säuglinge und Kleinkinder gekümmert. Die ersten Meldungen tauchten erst 1986 auf und ergingen sich zunächst einmal nur in Kritik und Ablehnung sowie theoretisierenden Spekulationen – frei nach dem Motto, dass nicht sein kann, was nicht sein darf.

Bei wissenschaftlichen Auseinandersetzungen ist es jedoch üblich, dass Ergebnisse eines Forschers nur dadurch widerlegt werden können, dass von seinen Kritikern unter denselben Bedingungen Versuche durchgeführt werden. Nur auf diese Weise sind wissenschaftliche Vergleiche anstellbar. Solche Ergebnisse der Gegenseite liegen jedoch bis heute nicht vor.

Vollwertige Säuglingsernährung

Falls nicht oder nur teilweise gestillt werden kann, ist eine künstliche Ernährung notwendig. Sie beruht darauf, dass man Kuhmilch als Ersatz verwendet. Wegen ihres erhöhten Eiweiß- und Fettgehalts wird sie verdünnt. Dadurch wird der kohlenhydrathaltige Anteil der Milch ebenfalls verringert. Um diese Verringerung auszugleichen, war es früher üblich, Haferschleim zu verwenden, der später durch Stärkepräparate (Auszugsmehl) ersetzt wurde.

Da Auszugsmehle nicht mehr alle biologischen Wirkstoffe des ursprünglichen Getreides enthalten, stellen sie eine minderwertige Nahrung dar. An ihrer Stelle sollen daher Vollkornmehle verwendet werden (s. Tabelle S. 28).

Hier setzt jedoch wieder Kritik von Vertretern ein, die noch der herkömmlichen Ernährungsphysiologie verhaftet sind, indem behauptet wird, dass der Verdauungsapparat des Säuglings noch nicht „reif" sei für die Verwertung der Stärke und der übrigen Bestandteile des vollen Korns. Rein von der Logik her ist dieser Einwand unhaltbar, denn die bisher üblichen „ernährungswissenschaftlichen" Empfehlungen für Säuglingsnahrung sehen den Verzehr von reiner Stärke als völlig unbedenklich an.

Bekanntlich sind zur Verwertung der isolierten Stärke des Auszugsmehls Vitamine des B-Komplexes notwendig. Im Auszugsmehl sind sie jedoch nicht enthalten, aber im Vollkornmehl.

Die im Vollkornmehl enthaltenen Vitamine, Mineralien und anderen biologischen Wirkstoffe stellen aber keinerlei Belastung für den Verdauungskanal des Säuglings dar, sondern bewirken im Gegenteil eine bessere Verwertung als die von minderwertigen Auszugsmehlen.

Der Gehalt an Vitalstoffen in Vollkornmehlen kann gegenüber dem Fehlen dieser biologischen Wirkstoffe im Auszugsmehl keinerlei Belastung darstellen, sondern bedeutet eine Verbesserung der Verwertung der Getreidestärke.

Die Vorstellung, dass der Säuglingsdarm frühestens nach einem halben Jahr oder noch später „reif" sei zur Verwertung von Mehlen, die auch die zur Verarbeitung von Stärke notwendigen Vitalstoffe enthalten, ist wissenschaftlich nicht begründbar und daher unhaltbar und unlogisch. Es ist nicht einzusehen, weshalb der Säugling für das minderwertige Auszugsmehl, das nachweislich zu Gesundheitsschäden führt, „reif" und für das vollwertige Vollkornmehl „unreif" sein soll. Schließlich enthalten ja die Verdauungssäfte des Speichels, des Magens, der Bauchspeicheldrüse und des Dünndarms beim

Säugling genau dieselben Enzyme wie beim Kind und Erwachsenen.

Unabhängig von diesen wissenschaftlichen Überlegungen ist aber noch entscheidender die **Praxis.** Der mit Vollkornmehl statt mit Auszugsmehlen ernährte Säugling gedeiht hervorragend, um nicht zu sagen besser, als der mit minderwertigen Präparaten aufgezogene. Er zeigt offensichtlich auch eine bessere Widerstandskraft gegen Infekte. Die Wartezimmer der Kinderärzte sind voll mit üblich ernährten Kindern.

Auch ein zweiter Einwand, der gegen das Vollkornmehl im ersten Halbjahr vorgebracht wird, ist leicht widerlegbar. Es handelt sich um die Vorstellung, dass die Verdauung von Vollkornmehl im Vergleich zum Auszugsmehl eine höhere Verdauungsarbeit erfordere und dass diese vermehrte Arbeit sich nach einigen Jahren in einer verringerten geistigen Entwicklung des Kindes äußere. Diese groteske Vorstellung, die dazu noch mit dem Anspruch der Wissenschaftlichkeit von Gegnern vorgetragen wird, ist in mehrfacher Hinsicht falsch.

Erstens bedeutet der Vitalstoffreichtum des Vollmehls gegenüber dem Auszugsmehl keine vermehrte Verdauungsarbeit, sondern im Gegenteil, durch den Gehalt an Enzymen und anderen Vitalstoffen eine verringerte. Und zweitens führt diese vitalstoffreiche Ernährung nicht zu einer Verminderung der geistigen Entwicklung. Der einfachste Beweis liegt auch hier wieder in der Praxis, in der hervorragenden körperlichen und geistigen Entwicklung eines vollwertig ernährten Säuglings.

Um diese frechen Behauptungen der Gegenseite zu entkräften, dass ein vollwertig ernährter Säugling gesundheitliche Schäden erleide, habe ich in der von mir redigierten Zeitschrift *Der Gesundheitsberater* seit langer Zeit über Kinder berichtet, die bereits im Kleinkindalter mit Vollkornmehl ernährt wurden. Man kann dieses Resultat nur so zusammenfassen, dass diese Kinder eben besonders prächtig gedeihen. Die beste Widerlegung einer fehlerhaften Theorie ist immer noch die Praxis.

Einen weiteren wichtigen Punkt in der Säuglings- und Kleinkinderernährung stellt der Eiweißanteil der Nahrung dar. Die Kuhmilch enthält gegenüber der Muttermilch artfremdes Eiweiß. Ein untrügliches Zeichen dafür, dass dieses artfremde Eiweiß der Kuhmilch für viele Säuglinge unverträglich ist, sind die häufigen Ausschläge der Säuglinge und Kleinkinder. Sie verschwinden bei Weglassen der Kuhmilch. Diese Ekzeme (Ausschläge) auf der Haut werden neuerdings fälschlicherweise als Neurodermitis bezeichnet. Falsch ist die Bezeichnung deshalb, weil es sich um eine Stoffwechselstörung handelt, nicht um eine Nerven(Neuro)erkrankung und zweitens deshalb, weil es keine -itis, also keine Entzündung, darstellt. Einer Entzündung könnte man ja sehr leicht mit entsprechenden Medikamenten begegnen. Da es aber keine ist, werden solche Mittel auch nicht angewandt.

Früher war die Bezeichnung Neurodermitis lediglich für das konstitutionelle Ekzem vorbehalten. Heute werden aber unberechtigterweise alle Ekzeme als Neurodermitis bezeichnet, obwohl es sich doch um krankhafte Abläufe im Stoffwechsel handelt, die leicht durch Beseitigung der Ursachen, nämlich durch Weglassen des tierischen Eiweißes, heilbar sind. Für die seltenen Fälle, bei denen leichte Ekzeme bei voll gestillten Säuglingen auftreten, gibt es zwei Erklärungen – einmal, dass die Mutter sich nicht vollwertig ernährt bzw. der Anteil an tierischem Eiweiß in ihrer Nahrung zu groß ist. Wenn dies nicht der Fall ist, kann es zu einem solchen Ekzem durch Überfütterung des Säuglings kommen. Es gibt viele Säuglinge, die mit Lust und Freude große Mengen trinken, also mehr, als der Stoffwechsel verarbeitet. Sie entledigen sich dieses Überschusses durch einfaches „Ausschütten“, wie man das „Überlaufen“ auf Grund einer zu großen Milchmenge bezeichnet (nicht zu verwechseln mit krankhaftem Erbrechen). Eine andere Möglichkeit, mit der Überfütterung fertig zu werden, kann sich eben als Ausschlag über die Haut äußern oder auch als Durchfall.

In diesen Fällen besteht die einfache Behandlung in einer Verringerung der Gesamtnahrung. Dies stößt allerdings oft auf psychologische Schwierigkeiten bei der Mutter, die leicht Angst hat, dass das Kind nicht genügend Nahrung bekommt. Wenn das Kind aber gut gedeiht, ist dieser Einwand schnell zu entkräften.

Zusammenfassend kann also gesagt werden, dass gerade am Säugling in wunderbarer Weise gezeigt werden kann, wie die Natur für Ordnung sorgt, ja welche Ordnungsgesetze sie zugrunde legt. Je weiter sich der Mensch davon entfernt, je mehr er die Nahrung verändert, um so schneller führt der Weg in die Krankheit. Es wird höchste Zeit, nach 100 Jahren alter, falscher überholter Ernährungslehre auch im Bereich der Kinderernährung zu neuen und bewährten Erkenntnissen überzugehen und nicht aus Unerfahrenheit, Unkenntnis und Wirtschaftsabhängigkeit an krankmachenden Empfehlungen festzuhalten.

Ausführliche Anleitung finden interessierte Leser in dem Buch „Biologischer Ratgeber für Mutter und Kind“, emu-Verlag.

Ihr Ärzte,
hört auf,
in euren verstaubten Büchern zu studieren
und fruchtlose Diskussionen abzuhalten,
beobachtet die Natur,
sucht draußen die natürlichen Arzneien,
sammelt eure Erfahrungen
am natürlichen Geschehen,
macht Experimente,
wo diese nicht ausreichen,
und geht vor allem ans Krankenbett
und seht zu,
was ihr dort praktisch vollbringen
und helfen könnt!
Aus der Natur kommt die Krankheit
und die Heilung.

PARACELSUS

Die Wahrheit richtet sich nicht nach uns,
wir müssen uns nach ihr richten.

MATTHIAS CLAUDIUS

Die Ernährung des älteren Menschen

Grundsätzlich sei vorweggenommen, dass die richtige Ernährung für den alten Menschen dieselbe ist wie für jeden Menschen anderen Alters – nämlich eine vitalstoffreiche Vollwerternährung.

Der gravierendste Fehler, der heute unentwegt gemacht wird, ist der, eine Spezialernährung für ältere Menschen zu empfehlen. Es erweisen sich die üblichen Ratschläge nicht nur als unbegründet, sondern geradezu als falsch und gefährlich.

Machen Sie am besten ab sofort alles genau umgekehrt, wie es die üblichen Ratschläge und Diätpläne empfehlen, dann liegen Sie mit der Ernährung richtig.

Eiweißbedarf

Es ist falsch, zu behaupten, der Eiweißbedarf sei im Alter höher als beim jüngeren Menschen, weshalb die Zufuhr von 50 – 70 g anzustreben sei.

Richtig ist, dass der Eiweißbedarf im Alter nicht höher ist als bei anderen Altersstufen, sondern sogar niedriger, da kein Aufbau-, sondern nur noch ein Erhaltungs- und Betriebsstoffwechsel besteht.

Die üblichen Empfehlungen von amtlichen Stellen, eiweißreiche Nahrung zuzuführen, sind nachteilig und ursächlich gerade für die Arteriosklerose des älteren Menschen verantwortlich. Besonders der übermäßige Verzehr von tierischem Eiweiß ist schädlich. Wir verdanken vor allem den epochemachenden Forschungen von Prof. Kollath die wichtige Erkenntnis, dass Eiweiß durch Erhitzen seine natürliche Beschaffenheit verliert. Es wird denaturiert. Da der Mensch tierische Produkte nicht roh verzehrt, sondern kocht und brät, ist der Wert dieser Nahrung stark gemindert. Zum tierischen Eiweiß rechnet außer Fleisch auch Wurst, Fisch, Eier, Milch, Quark, Joghurt und Käse. Aus diesen Gründen muss täglich auch etwas unerhitztes Eiweiß gegessen werden und zwar aus dem Pflanzenreich, denn pflanzliches Eiweiß ist genauso vollwertig wie tierisches. Alle Pflanzen enthalten alle essentiellen Aminosäuren.

Wichtig ist zu wissen, dass der Mensch sehr viel weniger Eiweiß benötigt, als allgemein bisher angenommen wurde, nämlich nur etwa 3 %. Dies gilt selbstverständlich auch für den älteren Menschen.

Wenn man aber die Nahrung des deutschen Bürgers im Durchschnitt auf den Eiweißgehalt prüft, kommt man in nicht wenigen Fällen auf das Mehrfache des Notwendigen. Es findet eine regelrechte Eiweißüberfütterung statt.

Das Entscheidende ist also, täglich etwas unerhitztes, natives Eiweiß aus dem Pflanzenreich – man kann ja wohl kaum den Verzehr roher Tiere empfehlen – zu essen, und zwar in Form von Gemüse, Obst und Getreide. Dann braucht sich der ältere Mensch auch um die Deckung seines Eiweißbedarfs keine Sorgen zu machen.

Verdauungsleistung

Es ist falsch zu behaupten, dass die Verdauungsleistung des älteren Menschen an sich nachlässt.

Richtig ist, dass sich auch beim alten Menschen die Nahrungsmenge nach dem Appetit richtet. Der gesunde Organismus älterer Menschen ist imstande, dieselbe Verdauungsleistung zu vollbringen wie der von jüngeren, so dass eine verringerte Nahrungszufuhr nicht sinnvoll ist. Die Stoffwechselvorgänge im Alter sind dieselben wie in jungen Jahren.

Wenn beim älteren Menschen die Leistung der

Verdauungsorgane eingeschränkt ist, so handelt es sich in diesen Fällen um einen Krankheitszustand oder einen Zustand, der durch Krankheit, aber nicht durch das Alter bedingt ist. In diesen Fällen ist zur Heilung bzw. Besserung des krankhaften Zustandes eine vitalstoffreiche Vollwertkost besonders notwendig. Sie stellt dann in diesem Fall eine Heilnahrung dar.

Sollte eine Heilung nicht mehr möglich sein, so handelt es sich aber wiederum nicht um ein Kennzeichen des Alters. In solchen Fällen sind dann unter Umständen Hilfen in Form von Enzympräparaten zur Behandlung notwendig.

Dadurch, dass infolge jahrzehntelanger vitalstoffarmer Fehlernährung solche Verdauungsstörungen entstanden sind, ist es in breiten Kreisen der Bevölkerung und auch in Ärztekreisen zu der falschen Vorstellung gekommen, dass eben solche Defekte ein Merkmal des Alters wären.

Hier muss an dieser Stelle einmal mit Nachdruck gesagt werden, dass es keine Krankheiten gibt, die **durch** das Alter kommen. Es gibt lediglich Krankheiten, die durch jahrzehntelange falsche Lebensführung entstehen und somit erst **im** Alter zum Ausbruch kommen. Das heißt mit anderen Worten: Wer diese Fehler rechtzeitig meidet, wird ein beschwerdefreies und gesundes Alter erleben.

Tägliche Mahlzeiten

Es ist falsch zu behaupten, dass der ältere Mensch mehrere Mahlzeiten täglich zu sich nehmen müsse anstelle der üblichen drei Mahlzeiten. Diese Behauptung führt immer wieder zu Verunsicherungen.

Richtig ist: Diese Empfehlungen beruhen auf der eben geschilderten falschen Vorstellung, dass der Magen und Darm keine großen Mahlzeiten mehr verdauen könne und der ältere Mensch deshalb eben häufigere Mahlzeiten essen müsse. Dass dies nicht der Fall ist, wurde im vorherigen Abschnitt ausreichend begründet. Sämtliche Verdauungsorgane müssen schon beim Säugling und Kleinkind alle Verdauungsaufgaben erfüllen. Sie müssen und können dies auch beim alten Menschen.

Auch für den älteren Menschen ist es vorteilhaft, einen sinnvollen Rhythmus von Arbeit und Ruhe (auch für die Verdauungsorgane) einzuhalten. Deshalb gilt auch hier genau dasselbe wie für jedes andere Lebensalter. Drei Mahlzeiten genügen vollauf. Sinnvolle Pausen zwischen den Mahlzeiten sind gesünder als häufiges Essen.

Bei Kindern in Wachstumsphasen ist sicher nichts dagegen einzuwenden, wenn sie häufigere Mahlzeiten zu sich nehmen, falls sie bei sportlichen Leistungen und körperlichen Anstrengungen entsprechendes Hungergefühl entwickeln.

Trinkmenge – Getränke

Es ist falsch zu behaupten, der ältere Mensch solle viel trinken, da der Organismus zum Austrocknen neige.

Richtig ist: Die derzeit propagierte Trinkmenge von 2 – 3 Litern zusätzlich zu den ca. 1 ½ Litern, die mit der Nahrung sowieso aufgenommen werden, sind eine Belastung für den gesamten Organismus, speziell für Herz, Leber, Niere und Kreislauf. Die Niere ist kein Sieb, durch das die Flüssigkeit einfach durchläuft. Man kann sie deshalb nicht, wie immer behauptet wird, „durchspülen".

Jeder Tropfen muss von der Niere aktiv erarbeitet und ausgeschieden werden. Wie die Essmenge durch den Hunger, wird die Trinkmenge ausschließlich durch den Durst geregelt.

Bei einer vitalstoffreichen Vollwertkost ist bereits soviel Flüssigkeit mit der Nahrung zugeführt, dass relativ wenig oder oftmals gar nichts getrunken werden muss.

Auch hier gibt es für den älteren Menschen keine

Sonderregelungen. Allein der Durst bestimmt die Trinkmenge.

Diese Ausführungen gelten uneingeschränkt für jedes Alter. Da gerade der alte Mensch mit dem Rat, möglichst viel zu trinken traktiert wird, soll hierzu etwas ausführlicher Stellung genommen werden.

Geht man nämlich der Frage nach, wie eine solche Vorstellung zustande gekommen ist, so stößt man zunächst auf die Tatsache, dass der Mensch bei üblicher Ernährung täglich etwa 1 1/2 l Flüssigkeit zu sich nimmt, auch wenn er nur wenig oder gar nichts trinkt. Dies bedeutet, dass seine Nahrung etwa 1 1/2 l Flüssigkeit enthält. Tatsächlich besteht die Nahrung zu etwa 80 % aus Flüssigkeit. In den Nahrungsmitteln, die der Mensch im Laufe eines Tages als Durchschnittsmenge verzehrt, sind etwa 1 1/2 l versteckte Flüssigkeit. Dies entspricht ungefähr der Menge Flüssigkeit, die er als Harn innerhalb von 24 Stunden ausscheidet. Er kann aber auf die Dauer nicht mehr ausscheiden, als er eingenommen hat. Zwar variiert die Menge der täglichen Ausscheidung und Einnahme, sie ist – gleichbleibende Nahrungs- und Flüssigkeitsaufnahme angenommen – abhängig von der Abgabe von Flüssigkeit über die Haut durch mehr oder weniger starkes Schwitzen, von der Flüssigkeitsabgabe durch den Darm bei wechselnder Konsistenz des Kots und vor allem von dem Kochsalzgehalt der Nahrung. Da die Körperflüssigkeiten 0,9 %ige Salzlösungen sind – in Bezug auf Kochsalz 0,8 %ig – und das Gewebe dieselbe Salzkonzentration aufweist, erfordert jedes Gramm Kochsalz, das mit der Nahrung zugeführt wird, etwas mehr als 100 g Lösungsmittel, damit eine 0,8 %ige Kochsalzlösung zustande kommt.

Im Blut und Gewebe muss der Salzgehalt ziemlich konstant gehalten werden. Daraus folgt, dass bei einer Zufuhr von zum Beispiel 5 g Kochsalz zugleich 500 g Flüssigkeit zugeführt werden müssen, damit eine 1 %ige Kochsalzlösung (aufgerundet) zustande kommt. Enthält die Nahrung nicht so viel überschüssige Flüssigkeit, so bekommt der Mensch so viel Durst, bis er die nötige Flüssigkeitsmenge erreicht hat. Jedermann weiß, dass er auf eine gesalzene Speise Durst bekommt. Wer sich mit einer vitalstoffreichen Vollwertkost ernährt, nimmt relativ wenig Kochsalz zu sich, da der Frischkostanteil nicht mit Salz angerichtet werden sollte. Meist salzen die Menschen, die sich frischkostreich ernähren, auch den gekochten Anteil der Speisen weniger als diejenigen, die sich üblich zivilisatorisch mit Fleisch, Wurst und nur Gekochtem ernähren.

Eine ähnliche Rolle wie das Kochsalz spielt für den Wasserhaushalt auch der Fabrikzucker. Auch das weiß jedermann, dass man nach süßen Speisen

Durst bekommt. Ein lehrreiches Beispiel ist der Zuckerkranke, der Durst bekommt – eine bekannte Erscheinung –, wenn der Zuckergehalt im Blut ansteigt.

Der Wasserhaushalt wird durch den Durst geregelt

Schon aus diesen wenigen Beispielen geht hervor, dass der Wasserhaushalt im Organismus in entscheidender Weise durch den Durst geregelt ist. Benötigt der Mensch zur Erfüllung seiner Stoffwechselaufgaben Flüssigkeit, so bekommt er Durst und zwar so lange, bis ihm eben durch Trinken die nötige Flüssigkeitsmenge zur Verfügung gestellt wird. Benötigt der Stoffwechsel, in diesem Fall der Wasserhaushalt, wenig oder keine zusätzliche Flüssigkeit, so bekommt der Mensch eben keinen Durst. Wieviel bzw. wie wenig Flüssigkeit der Organismus benötigt, wird also eindeutig durch das Verlangen des Menschen nach Flüssigkeit, d. h. durch den Durst, gesteuert. Dies gilt für Menschen jeden Alters. Es fragt sich, ob es davon Ausnahmen gibt. Kann der Mensch sich auf seinen Instinkt verlassen oder muss er diese Steuerung nach dem Verstand vornehmen.

Für den gesunden Menschen, den es früher ja noch häufiger gab, war es seit allen Zeiten sicher, dass er sich, was die Menge der Flüssigkeitszufuhr betrifft, auf seinen Durst verließ und dass er sich darauf verlassen konnte. Die Menschen früherer Zeiten kamen gar nicht auf die absurde Idee, die notwendige Flüssigkeitszufuhr anders zu regeln als nach dem Verlangen, das sich im Durst äußert. Man trank eben, wenn man Durst hatte und trank nicht, wenn man keinen hatte. Es wäre ihnen absurd erschienen, hier überhaupt ein Problem zu sehen.

Auch beim Kranken wird der Wasserhaushalt durch den Durst gesteuert

Aber vielleicht ist beim Kranken die Steuerung des Wasserhaushaltes durch den Durst gestört, so dass der Kranke sich nicht mehr auf ihn als Regulator verlassen kann? Dies ist mit absoluter Sicherheit nicht der Fall. Gerade im Krankheitsfall kann und muss sich der Mensch in besonderem Maße auf seinen Instinkt verlassen. Er soll **nicht** essen, wenn er keinen Hunger hat; er soll **nicht** trinken, wenn er keinen Durst hat. Diese Regel kann nicht eindrücklich genug ausgesprochen und wiederholt werden. Es gibt keine Ausnahme von ihr. Es wurde bereits die Zuckerkrankheit erwähnt, man kann aber die Gültigkeit des Prinzips bei allen Krankheiten feststellen, nicht nur bei solchen, bei denen der Wasserhaushalt gestört ist. Es gibt zum Beispiel eine Nierenerkrankung, die sogenannte Schrumpfniere, bei der die Niere nicht mehr imstande ist, die harnpflichtigen Stoffe in ausreichendem Maße auszuscheiden, so dass diese sich im Körper und Blut (Urämie) anreichern. Diese Phase der Krankheit ist durch Durst gekennzeichnet. Der Organismus braucht mehr Lösungsmittel.

Wir haben gesehen, dass die Gefahr zu geringer Flüssigkeitsaufnahme nicht besteht, da sie unweigerlich und ausnahmslos durch den Durst, das Verlangen nach Trinken, ausgeschaltet wird. Gibt es entsprechend auch ein Regulativ, das vor der Aufnahme von zu viel Flüssigkeit warnt? Ein so forderndes Verlangen, wie es der Durst bei zu wenig Flüssigkeitszufuhr darstellt, gibt es bei zu viel Zufuhr nicht. Dies ist damit zu erklären, dass der Organismus den Überschuss an Flüssigkeit verhältnismäßig leicht ausscheiden kann; gegen den Mangel steht ihm aber keine andere Maßnahme zur Verfügung, als die Flüssigkeitszufuhr durch Trinken, d. h. Durst, zu erzwingen.

Trinken Sie nur, wenn Sie Durst haben

Wenn es auch kein so ausgesprochenes Verlangen, das Nichtdurst heißen müsste, gibt, so besteht doch eine Abneigung gegen Trinken, wenn kein Durst vorhanden ist. Man kann sich zwar bis zu einem gewissen Grad zwingen, ohne Durst zu trinken, aber dies bringt keine Befriedigung wie das Löschen des Durstes. Diejenigen Menschen aber, die dem theoretischen Rat gefolgt sind und sich täglich zu 3 Liter Flüssigkeitsaufnahme zwingen, geben alle an, dass sie sich wirklich dazu zwingen müssen und dass sie es nicht immer schaffen. Dabei muss man bedenken, dass es sich bei diesem Trinken von 2 – 3 Litern Tee oder anderer Flüssigkeit um eine zusätzliche Flüssigkeitszufuhr handelt, die zu den 1 ½ Litern Flüssigkeit dazukommt, die normalerweise mit der Nahrung zugeführt werden.

Zweifellos stellt die übermäßige Flüssigkeitszufuhr eine erhebliche Belastung für den Organismus dar. Er muss unnötigerweise diese Flüssigkeitsmenge durch den Körper treiben, die Därme müssen sie resorbieren, das Herz muss sie durch die Gefäße transportieren, die Nieren müssen sie ausscheiden. Die Parallele zu einer zu reichlichen Nahrungsaufnahme ist durchaus erlaubt. Vor zu viel Essen wird ständig gewarnt; aber zu viel Trinken wird empfohlen. Beides stellt aber eine unnötige Belastung dar. Warum soll man sich zwingen, gegen den Instinkt mehr zu essen, als man Hunger hat bzw. mit aller Gewalt in sich hineinfressen müsste? Die Vermeidung des Übermaßes gilt auch für das Trinken. Warum sollte man mehr trinken, als man Durst hat und als instinktlose Handlung trinken, was man mit Gewalt in sich hineinschütten müsste?

Der Begriff Schlacken führt zu Missverständnissen und falschen Handlungen

Sicher ist die Frage interessant, wie es zu dem unbiologischen Rat gekommen ist, täglich 2–3 l zu trinken. Dies hat mehrere Gründe. Ein wesentlicher Grund liegt darin, dass infolge der ungenügenden Ursachenforschung in der traditionellen Medizin der größte Teil der ernährungsbedingten Zivilisationskrankheiten gar nicht als durch Ernährungsfehler verursacht erkannt ist. Die zwangsläufige Folge ist, dass nach anderen Ursachen gesucht wird. So werden zum Beispiel Krankheitssymptome wie erhöhter Blutdruck, erhöhtes Cholesterin, Leberfunktionsstörungen und Fettsucht zu Krankheitsursachen, neuerdings Risikofaktoren, ernannt.

In den Rahmen dieser Verlegenheitserklärungen

gehört auch die Vorstellung, man könnte durch viel Trinken die Schäden ausgleichen, verhüten oder beheben.

Dabei spielt der Begriff der Verschlackung, der in den Kreisen der Reformbewegung viel gebraucht wird, eine wichtige Rolle. Bei exakt wissenschaftlicher Betrachtung der Krankheitsentstehung und der krankhaften Befunde und Vorgänge ist für den Begriff Verschlackung kein Platz. Das, was laienhaft als Verschlackung bezeichnet wird, sind in Wirklichkeit meist degenerative Schäden an den Organen durch jahrzehntelange vitalstoffarme Mangelernährung. Die Schlacken sucht man vergeblich bei allen ernährungsbedingten Zivilisationskrankheiten. Sie fehlen bei der Zahnkaries genauso wie bei der Parodontose und bei den degenerativen Erkrankungen des Bewegungsapparates (Arthrose); sie fehlen aber auch bei den entzündlichen Gelenkerkrankungen (Arthritis), bei Diabetes, bei der Fettsucht, beim Herzinfarkt und den Lebererkrankungen; dies gilt für die Neigung zu Infekten ebenso wie für den Krebs. Es ist verständlich, dass die Vorstellung, die ernährungsbedingten Zivilisationskrankheiten beruhten auf Verschlackung, jemand auf den Gedanken bringt, man könnte dem Krankheitsgeschehen begegnen, indem man die Schlacken ausschwemmt oder ihre Ansiedlung erst gar nicht eintreten lässt. Diese mechanischen Vorstellungen sind aber primitiv, objektiv nicht belegbar und wissenschaftlich nicht haltbar. Es fehlt ihnen das morphologische Substrat.

Zeitlich gingen die ersten Empfehlungen, viel zu trinken, von Urologen aus. So wurde zunächst bei Nierensteinen zur Behandlung und Verhütung, später auch bei anderen Nierenerkrankungen, dem Kranken empfohlen, möglichst viel zu trinken, in der Vorstellung, man müsste die Niere durchspülen. In dieser Form ist dies aber nicht möglich. Das vermehrte Trinken stellt eine Belastung für die Niere dar, denn man kann die Niere nicht einfach durchspülen wie etwa schmutzige Wäsche, die man so lange mit Wasser spült, bis sie sauber ist. Die Niere muss jedes einzelne Tröpfchen, das als Harn ausgeschieden wird, aktiv erarbeiten und kann es nicht passiv durch sich hindurchspülen lassen. **Viel Trinken ist also keine Nierenentlastung, sondern eine Belastung.**

Viel wesentlicher ist aber, dass man Stoffwechselstörungen, die infolge falscher zivilisatorischer Ernährung auch zu Nierensteinen führen, nicht durch einen mechanischen Akt der Durchspülung beseitigen oder verhindern kann. Dies ist nur durch Abstellung der Fehler, d. h. eine Zufuhr vitalstoffreicher Vollwertkost, möglich.

Die Bildung von Nierensteinen ist nicht durch Trinken verhütbar

Zur Nierensteinbildung kommt es dadurch, dass zum Beispiel harnsaure, phosphorsaure und oxalsaure Salze, die die Niere normalerweise ausscheidet, im Harn des Nierenbeckens nicht gelöst bleiben, sondern ausfallen. Harnsäure ist beispielsweise in Wasser nur zu 1 % löslich, im Urin ist jedoch eine größere Menge löslich, ohne dass es zur Ausfällung kommt. Diese Löslichkeit in höherer Konzentration beruht auf der Wirkung der sogenannten Schutzkolloide. Zu ihrer Bildung sind ihrerseits die Haut- und Schleimhautschutzvitamine A, D und E notwendig. Werden diese durch die Nahrung nicht in ausreichender Menge zugeführt, so kann es zur Ausfällung der Salze im Urin, d. h. zur Steinbildung, kommen. Dies ist also eine Folge falscher Ernährung (ähnlich wie die Gallensteinbildung). Die Fehler in der Nahrung können aber nicht durch vermehrtes Trinken ausgeglichen oder gar aufgehoben werden. Die übermäßige Flüssigkeitszufuhr bedeutet vielmehr, wie bereits ausgeführt, eine Belastung der Nieren und führt außerdem zu einer nachteiligen Verdünnung der Schutzkolloide. Mit einer vitalstoffreichen Vollwertkost sind jedoch Nierensteine, die zu den ernährungsbedingten Zivilisationskrankheiten zählen, absolut verhütbar. Wieweit die Getränkeindustrie an der Verbreitung der Empfehlung, täglich 2 – 3 l zu trinken, ursprünglich beteiligt ist, entzieht sich einem direkten Nachweis. Tatsache ist jedoch, dass dieser Gedanke in der Werbung aufgegriffen und vermarktet wird.

Noch ein Wort zu den Getränken

Es ist wichtig, zwischen echten Getränken und flüssigen Nahrungsmitteln zu unterscheiden. Nur echte Getränke sind imstande, den Durst zu löschen, d. h. die Aufgaben zu erfüllen, die der zugeführten Flüssigkeit im Wasserhaushalt zugedacht sind. Man kann **echte Flüssigkeiten** auch als **leere Flüssigkeiten** bezeichnen. Nur sie sind imstande, Stoffe aufzunehmen, zu lösen und zu transportieren. Flüssigkeiten, die bereits mit Nährstoffen und Salzen gesättigt sind, können diese Aufgabe nicht erfüllen, sie fungieren als Nährstoffträger. Sie können auch den Durst nicht stillen, sondern sie erzeugen sogar Durst – je nach Konzentration mehr oder weniger. So verlangt zum Beispiel bereits eine 2 %ige Kochsalzlösung zusätzliche Flüssigkeit, da jene ja, wie wir gesehen haben, im Blut und Gewebe zu einer 0,8 %igen Kochsalzlösung verdünnt werden muss.

Echte Getränke sind nur die verschiedenen Wässer aller Art und Tees. Bei Tees muss man wiederum unterscheiden zwischen sogenannten Arzneitees und harmlosen unarzneilichen Tees. Zu den letzteren gehören z. B. Tees aus Äpfeln, anderen Früchten, Malve, Hibiskus.

Wegen des Gehaltes an Arzneistoffen sollen arzneiliche Tees nicht über lange Zeit getrunken werden, sondern nur zur Behandlung einer Krankheit. Wenn der Tee geholfen, d. h. seine Pflicht erfüllt hat, soll er nicht weiter eingenommen werden, genausowenig wie eine andere Arznei.

Kräutertees abwechselnd trinken

Zu den arzneilichen Tees gehören alle, die zur Behandlung einer Krankheit verwendet werden. Sie müssen genauso wie Tabletten als Medikamente angesehen werden. Der Unterschied zur Tablette besteht lediglich darin, dass die Heilstoffe aus der Natur stammen und in wässriger Form dargereicht werden. So kann man zum Beispiel mit einer Teezubereitung aus dem Fingerhut (Digitalis) genauso eine Digitalisvergiftung erzeugen, wie mit Digitalis als Tablette oder Spritze.

Unter den Tees mit arzneilichen Wirkstoffen gibt

es welche, die zwar auch als Hausmittel bei leichten Störungen, aber nicht für die Behandlung von Krankheiten direkt Verwendung finden, wie z. B. Pfefferminz, Kamille, Fenchel, Anis, Brombeerblätter und viele andere Kräutertees. Wenn ein Tee dieser Art nicht über lange Zeit getrunken wird, sondern mit den verschiedenen Sorten ständig gewechselt wird, so ist gegen seinen Gebrauch natürlich nichts einzuwenden. Bei den Gemüsen wird ja auch täglich gewechselt und nicht ein Jahr lang täglich nur Spinat gegessen. Nur bei den Getränken hat es sich eingebürgert, dass man sich täglich auf dasselbe festgelegt hat. Warum soll die Abwechslung nicht auch für die Getränke gelten wie für die Nahrungsmittel?

Obstsäfte und Milch sind keine echten Getränke

Obstsäfte und Milch sind keine echten Getränke, sondern flüssige Nahrungsmittel, also zur Stillung von Durst ungeeignet. Auch sie erzeugen Durst. Der Nachteil der Obstsäfte besteht zusätzlich darin, dass sie sogenannte Teilnahrungsmittel sind. Im Apfel zum Beispiel sind noch **alle** Nährstoffe und **alle** zur Verarbeitung der Nährstoffe nötigen biologischen Wirkstoffe enthalten. Im Saft befindet sich nur noch ein Teil der löslichen Vitamine, ein wesentlicher Teil bleibt in den Trestern zurück. Zudem stören Säfte die Verträglichkeit von Frischkost (s. auch S. 195 ff.). Essen Sie also lieber den ganzen Apfel, anstatt Apfelsaft zu trinken. Ausnahmen sind Fastenkuren, Fastentage oder gesellschaftliche Anlässe.

Die Milch ist von Natur aus lediglich als Überbrückungsnahrungsmittel gedacht und zwar menschliche Muttermilch für den menschlichen Säugling und Kuhmilch für den tierischen Säugling, das Kalb. Für sogenannte lymphatische Kinder ist Kuhmilch ein krankmachendes Getränk. Auch der Erwachsene, der an ständigen Infekten, Hautausschlägen, Asthma oder Erkrankungen des Bewegungsapparates leidet, sollte Kuhmilch meiden, wenn er eine Besserung seiner Beschwerden wünscht.

Bier, Wein, Bohnenkaffee und schwarzer Tee rechnen zu den Genussmitteln. Ihr Schaden beginnt da, wo der Genuss zur Abhängigkeit geführt hat. Zum Löschen von Durst sind sie daher auch aus diesem Grund ungeeignet.

Schließlich soll noch darauf hingewiesen werden, dass viele Menschen nur aus Gewohnheit trinken. Dazu ist es meist nur deshalb gekommen, weil sie eben meinen, man müsse trinken, das sei für die Erhaltung der Gesundheit nötig. Dass Trinken ohne Durst aus gesundheitlichen Gründen nicht nötig ist, machen diese Ausführungen wohl deutlich. So ist es wichtig, dass nicht schon bei Kindern falsche Gewohnheiten gesetzt werden, indem man sie zwingt, morgens vor der Schule etwas zu trinken. Diejenigen Kinder, die morgens das Trinken ablehnen, tun dies aus natürlichem Instinkt. Es sind meistens Abendkinder, d. h. Kinder, die abends schlecht ins Bett finden und morgens eine lange Anlaufzeit haben. Gewohnheiten, die in der Kindheit beginnen, werden meistens im Erwachsenenalter beibehalten, auch vom älteren und alten Menschen.

Bei richtiger vitalstoffreicher Vollwertkost kommt kein Durst auf, meist nur nach Schwitzen infolge körperlicher Anstrengung. **Dieser Durst benötigt dann echte Getränke, keine Milch, keinen Kakao und keine Säfte, keinen Bohnenkaffee, keinen schwarzen Tee.**

Zusammenfassend sei hier nochmals gesagt: Am besten fährt man, wenn nur so viel getrunken wird, wie es der Durst anzeigt. Dies entspricht den instinktgebundenen Gesetzen der Natur.

Den Ausführungen über das Trinken wurde besondere Beachtung geschenkt, weil falsche Empfehlungen in dieser Hinsicht zu einer regelrechten Unsitte geführt haben und auf Dauer gesundheitliche Nachteile mit sich bringen.

Kalorienbedarf

Es ist falsch zu behaupten, der Kalorienbedarf des älteren Menschen sei bedeutend geringer und daher zu drosseln.

Richtig ist, dass nach der modernen Ernährungslehre das Kalorienzählen bei einer vitalstoffreichen Vollwertkost überhaupt keine Rolle spielt. Diese zeitraubende Beschäftigung kann vergessen werden. Es kommt ausschließlich auf die biologische Wertigkeit der Nahrung an, auf die Qualität und nicht auf die Quantität.

Übergewicht entsteht zum Beispiel nicht durch ein Zuviel an Kalorien, sondern durch eine minderwertige Mangelkost, wie sie in Form von Weißbrot, Graubrot, Kuchen aus Auszugsmehl, Konserven und anderen Fabriknahrungsmitteln eingenommen wird. Dieser Kost fehlen wichtige biologische Wirkstoffe. Bei dieser Mangelkost kann es vom Kalorienstandpunkt aus allerdings zu einer überkalorischen (falschen) Nahrung kommen.

Ist es für eine Umstellung im Alter zu spät?

Es ist falsch zu behaupten, dass der alte Mensch seine Nahrung nicht mehr umstellen könne, da dies eine zu große Belastung für den Organismus sei.

Richtig ist: Wenn Fehler abgestellt werden, kann nur eine positive Reaktion erfolgen, aber keine nachteilige. Deutlich wird dies am Beispiel der Stuhlverstopfung. Auch wenn der alte Mensch 70 Jahre und länger Abführmittel eingenommen hat, stellt sich innerhalb von wenigen Tagen spontaner Stuhlgang ein, wenn er auf eine vitalstoffreiche Vollwertkost umstellt. Einen besseren Beweis der Reaktionsfähigkeit – auch im hohen Alter – gibt es nicht. Es ist also nie zu spät, etwas als falsch Erkanntes richtig zu stellen.

Nehmen wir einmal an, Sie bemerkten, dass Ihnen jemand jeden Tag über längere Zeit eine bestimmte Menge Arsen ins Essen gemischt hätte, um Sie allmählich zu vergiften. Würden sie diese böse Tat allmählich unterbinden oder sofort, um noch zu retten, was zu retten ist?

Manchmal muss ein drastisches Beispiel gebracht werden, um zu zeigen, wie unsinnig viele Behauptungen sind, mit denen von einer Umstellung auf eine sinnvollere Lebensweise abgeraten wird.

Wie die vitalstoffreiche Vollwertkost durchgeführt wird, können Sie den praktischen Vorschlägen am Ende dieses Buches entnehmen.

Vom mächtigen Einfluss der Lebensordnung

Das geistige Urprinzip,
das die Welt, das Leben
und den Menschen erschuf
mit seinen Energien durchströmt und erhält,
und das in jedem Menschen da ist
und wirkt,
ist von einer unsere Begriffe überragenden Macht.
Ihm entstammt das Reich der Lebensordnung.
Verbleibt der Mensch in diesem Reich,
so erblüht ihm die Gesundheit,
verlässt er es, folgt Erkrankung.
Es ist nicht die Schuld des Einzelnen,
wenn er aus diesem Paradies
verstoßen wurde, sondern die Schuld
der ganzen Menschheit zusammengenommen.
Der Einzelne
folgt den Bahnen der Gesamtheit ahnungslos.
Das Kind
nimmt die Gewohnheiten der Eltern an, und die
Eltern machen es wie die „anderen“,
wie die Herde.

Doch ist dem Menschen
die Möglichkeit gegeben,
durch Erleben, Erleiden, Erfahrung,
Erkenntnis und Intuition
das Reich der Ordnungen wiederzufinden,
die Existenz und das Walten des Geistes
zu erkennen.

Max Bircher-Benner

Bircher-Benner-Kost

Der schweizer Arzt Dr. Maximilian Oskar Bircher-Benner (1867 – 1939) lebte und wirkte in einer Zeit, in der die Kalorienlehre, die herkömmliche Ernährungsphysiologie, Triumphe feierte.

Der Ernährungsphysiologe Rubner (1854 – 1939) hatte um die Jahrhundertwende entdeckt, dass die vom Menschen erzeugte Wärmemenge derjenigen der verzehrten Nahrung entspricht. Die Berechnung der Nahrung wurde im lebendigen Bereich an der Quantität ausgerichtet (wie es ja überwiegend heute noch der Fall ist), nicht an der Qualität. Die Grundnährstoffe Eiweiß, Fett und Kohlenhydrate wurden als wesentlich angesehen, eiweißreiche tierische Produkte wie Fleisch und Wurst hatten den höchsten Stellenwert und galten als unverzichtbar. Auch dies ist heute, etwa 100 Jahre später, durchaus noch üblich.

Bircher-Benner erkannte die Fehler, die dieser einseitigen „modernen" Lehre zugrunde lagen und verabreichte seinen Patienten in einer Zeit, in der die chemisch-analytische Betrachtungsweise das sogenannte „exakte wissenschaftliche“ Terrain eroberte, Frischkost als Heilkost. Damit verließ er natürlich „wissenschaftlichen Boden“ und riskierte es, als Außenseiter von der etablierten Medizin verstoßen zu werden.

Fabrikatorische Bearbeitung und Erhitzung der Lebensmittel bedeutete für Bircher-Benner Wertminderung. Er sprach zu seiner Zeit bereits von „entedelten Lebensmitteln“, von der „Wahnidee“ des Eiweißkultes durch den Verzehr tierischer Nahrungsmittel und von der Notwendigkeit der in den pflanzlichen Lebensmitteln „gespeicherten Sonnenenergie“. Die Heilnahrung par excellence ist nach Bircher-Benner die pflanzliche Rohkost. Zu der Aufstellung der „Gesetze von der Heilkraft der Nahrung“ gelangte er bereits Ende des letzten Jahrhunderts – lange bevor Ergebnisse der Ernährungsforschung vorlagen.

Seine „neuartigen“ Verordnungen im Bereich der Ernährung – Rohkost, das „Bircher-Müsli“, Vollkornprodukte, kein Fleisch – standen in krassem Gegensatz zu den üblichen Theorien der Wissenschaft. Der Erfolg gab ihm jedoch recht, wie über Jahrzehnte in der von ihm 1897 gegründeten Klinik am Zürichberg in Zürich eindeutig belegt werden konnte.

Bircher-Benner war ein begnadeter Arzt. Er erkannte intuitiv, dass es zwischen Himmel und Erde Dinge gibt, die nicht messbar und nicht wägbar sind. Auch ohne Laboranalytik wusste er, dass die Schöpfung keinen Fehler macht, sondern dass die Fehler und Irrtümer – wie Goethe sagt – „immer des Menschen sind“. Über Jahrzehnte erbrachte Bircher-Benner den wissenschaftlichen Beweis von der Richtigkeit seiner Lehre in unzähligen Fällen am Patienten.

Krankheit bedeutete für Bircher-Benner „Unordnung“. So sprach er denn auch von einer neuen „Ordnungstherapie“. Er erwartete aktive Mitarbeit vom Patienten, ein Ablegen seiner bisherigen falschen Gewohnheiten. Der Mensch wurde von ihm als Leib-Seele-Einheit erfasst und besser erkannt und durchschaut, als es mit hochspezifizierter Diagnostik möglich ist.

„Bircher-Benner war der geborene Arzt, der in der Geschichte der Medizin unter die Großen gerechnet werden wird“, sagte Prof. W. Kollath. Diesem Gedanken möchte ich mich anschließen. Auch für mich ist Bircher-Benner absolut richtungweisend gewesen. Bircher-Benners Erkenntnisse gelten auch heute noch – und erst recht – uneingeschränkt.

Seine Kostform wird hier aufgeführt, weil von vielen seiner Anhänger, aber auch von Kritikern, von der Bircher-Benner-Diät gesprochen wird. Damit gerät diese Therapie in ein schiefes Licht, denn eine vollwertige Nahrung, wie er sie propagierte, kann keine einseitige Diät sein. Und so war sie von Bircher-Benner auch nicht gemeint. Den noch Gesunden empfahl er eine „Volksernährung", die großzügig Übergänge gelten ließ. Bei den Kranken jedoch war er sehr konsequent und sagte: „Mit Halbundhalb erreicht man dabei gar nichts."

So gibt es Befolger einer Bircher-Benner-Diät, die auch heute noch Bircher-Müsli und Salat mit Zucker anreichern (und sich über Bauchbeschwerden und „Blähungen" wundern), Butter ablehnen und versuchen, ihren Leiden mit Haferschleim beizukommen.

Aus Pietät an Haferflocken, Milch und Zucker festzuhalten, ist nicht angebracht.

Zur Zeit Bircher-Benners betrug der Verzehr von Fabrikzucker noch nicht 150 Gramm pro Kopf und Tag. Zucker galt noch als Gewürz. Milch wurde nicht als H-Milch und auch nicht in den heute üblicherweise empfohlenen Mengen und Variationen angeboten. Haferflocken hatten zu seiner Zeit noch einen anderen Stellenwert und unterlagen nicht den heutigen technischen Verfahrensweisen.

Könnte Bircher-Benner sich noch einmal äußern, würde er vermutlich bei dem allgemeinen desolaten Gesundheitszustand der Bevölkerung erneut und noch fordernder sagen:

„Mit Halbundhalb erreicht man gar nichts!“

Bircher-Benner ist der Wegbereiter der heutigen vitalstoffreichen Vollwertkost, die durch die Forschungsergebnisse Kollaths auch wissenschaftliche Bestätigung fanden.

Glutenfreie Kost bei Zöliakie

Die Besprechung dieser Kostform schließt sich an, weil auch hier Bircher-Benner Pionierarbeit leistete, die in der Ausbildung der Ärzte nicht erwähnt wird.

Bei der histologischen Untersuchung der Dünndarmschleimhaut findet sich bei dieser Erkrankung eine mangelhafte Entwicklung der Schleimhautzotten. Die Zöliakie ist gekennzeichnet durch eine Unverdaulichkeit des Glutens (Klebereiweiß), dem Hauptanteil des Eiweißes aus Mehl. Dies ist jedoch nur ein Symptom, nicht aber die Ursache der Erkrankung. Gluten ist ein Proteingemisch, das sich durch Quellfähigkeit und zähe Konsistenz auszeichnet. Es bewirkt die Backeigenschaft des Weizens, aber auch – in geringerem Maße – von zum Beispiel Roggen und Gerste. Bei der Gewinnung von reiner Stärke fällt Gluten als Nebenprodukt an und dient zur Herstellung eiweißreicher Nähr- und Futtermittel sowie Glutaminsäure. Im Krankheitsfall – wie der Zöliakie – ist eine glutenfreie Kost einzuhalten.

Die Zöliakie war bereits Anfang dieses Jahrhunderts bekannt als Folge der sogenannten Zivilisationskost, die auf Grund „wissenschaftlicher Erkenntnisse" zur Volksnahrung wurde. Sie hieß damals bezeichnenderweise Mehlnährschaden bzw. Heubner-Hertersche Krankheit oder Herterscher intestinaler Infantilismus, benannt nach dem Kinderarzt O. Heubner (1843–1926) und dem amerikanischen Pathologen Chr. A. Herter (1865–1910).

Die Krankheitssymptome sind Durchfall, aufgetriebener Leib, extrem dünne Arme und Beine, Fieber, allgemeine Schwäche, allgemeiner körperlicher Verfall, Erbrechen, Verlangsamung bzw. Stillstand des Wachstums.

Von Kritikern wird behauptet, durch Vollgetreide und letztendlich Vollwertkost entstünde Zöliakie. Die Fakten liegen genau umgekehrt. Durch Stillen und vitalstoffreiche Vollwertkost kann die Krankheit verhütet werden.

Es ist der nachwachsenden Generation, aber auch meinen älteren Kolleginnen und Kollegen nicht mehr bekannt oder wenn, dann in Vergessenheit geraten, dass Bircher-Benner weltweit Aufsehen erregte mit der Heilung des Falls Lala, einem an schwerster Zöliakie erkrankten Kind. Lala, ein kleines Mädchen aus Riga, kam im Alter von fünfeinhalb Jahren in die Bircher-Benner-Klinik nach Zürich. Bei der Aufnahme wog das Kind elf Kilogramm. Der Bauch war aufgetrieben wie bei einer hochschwangeren Frau. Alle ärztlichen Therapien und Kuren hatten den Zustand des Kindes nur verschlechtert, obwohl man es dem Kenntnisstand der „Wissenschaft“ entsprechend sehr sorgfältig „diätetisch“ behandelt hatte.

Bircher-Benners Behandlung bestand in ausschließlicher Rohkost, „Sonnen- und Lichttherapie, Leibwickeln und guter Pflege“. Nach sieben Wochen hatte das Kind dabei sieben Pfund zugenommen. Eine Unterbrechung des Aufenthalts, die aus Kostengründen vorgenommen wurde, hatte – so Bircher-Benner – eine Mazdaznandiätetik zur Folge und danach eine derartige Verschlechterung des Befindens, dass der Erfolg der Behandlung in kürzester Zeit zunichte gemacht wurde. Nach 14 Tagen erneuter Betreuung in der Bircher-Benner-Klinik war dieser Rückfall überwunden.

Nach achtmonatigem Aufenthalt hatte das Kind 14 Pfund zugenommen, war gewachsen und konnte als geheilt entlassen werden, mit der Auflage an die Eltern, diese Richtlinien weiter einzuhalten.

„Ohne die sorgfältig bereitete und mit der größten Aufmerksamkeit verabreichte Rohkost wäre dieses Kind verloren gewesen“ (Bircher-Benner).

Bircher-Benner war der erste Arzt, der Zöliakie zur Ausheilung brachte. Seine Ernährungstherapie wurde damals vom Kinderhospital Zürich übernommen. Mit dem Fall Lala erregte er weltweit Aufsehen.

In meiner jahrzehntelangen Praxis habe ich selbst unzählige Male Zöliakie-Patienten mit gutem Erfolg beraten und behandelt. Jeden Satz Bircher-Benners kann ich unterstreichen.

Zusammenfassung

Zöliakie ist ausschließlich ernährungsbedingt und somit auch heilbar. Je früher die Krankheit erkannt und behandelt wird, um so größer sind die Heilungschancen. Zu Beginn der Behandlung ist eine glutenfreie Kost strikt einzuhalten sowie ein hoher Frischkostanteil bzw. reine Frischkost. Je nach Verlauf der Erkrankung kann später zu einer vitalstoffreichen Vollwertkost übergegangen werden.

Streng zu meiden sind alle Fabrikzuckerarten,

Auszugsmehle, Säfte, gekochtes und eingemachtes Obst, Fabrikfette, Kuhmilch, Quark, Käse. Vermeidung von Fleisch, Wurst, Fisch, Eiern ist empfehlenswert.

Mais, Hirse, Buchweizen und Reis sind alternative Vollgetreide. Wesentlich ist jedoch, dass in schweren Fällen Frischkost über lange Zeit an Stelle der gekochten Kost verzehrt wird.

Das Waerland-System

Der Schwede Are Waerland (1876 – 1955) verdient besondere Würdigung, weil er als Pionier einer Volksgesundheitsbewegung bezeichnet werden muss. Seine mitreißenden Vorträge, Schriften und Bücher fanden in Europa große Beachtung und zahlreiche Anhänger. 1949 wurde in Deutschland der Waerland-Bund gegründet. Mehrere Waerland-Häuser und -Sanatorien bieten auch heute noch sein Gesundheitsprogramm an.

Are Waerland war als Kind ständig kränkelnd. Halsentzündungen, Kopfschmerzen, Verstopfung, Magenkatarrh, letztendlich Colitis begleiteten ihn durch die Kindheit. Mit 23 Jahren verursachte die Colitis eine Perforation des Appendix mit nachfolgender Bauchfellentzündung. Einen Monat schwebte er in Lebensgefahr.

Dieses Erleben war für ihn von einschneidender Bedeutung. Nach vier Jahren brach er sein Philosophiestudium ab und betrieb intensive Gesundheitsstudien. Das Medizinstudium bot ihm keine befriedigenden Antworten auf seine drängenden Fragen.

Als junger Student wohnte er Vorträgen über Tierpflege und -behandlung bei. Die darin erteilten Ratschläge – z. B. Weizenkleie für Hühner und Schweine, Kopfsalat für Füchse – und die dadurch erzielten Erfolge machten ihm deutlich, dass alles, was empfohlen wurde, „vollständig in der Nahrung, der Ernährungsweise und den Lebensgewohnheiten der Besitzer dieser Tiere" fehlte.

Waerland ging um die Jahrhundertwende nach England. Schlüsselerlebnisse vermittelten ihm dort der Chirurg Sir Arbuthnot Lane und der Biologe und Anatom Sir Arthur Keith. Beide beschäftigten sich intensiv mit den gestörten Funktionen des Dickdarms.

Das ganze Waerland-System ist seit der Jahrhundertwende auf die Forschungsergebnisse dieser beiden Männer aufgebaut. Nach Waerland gehen Krankheit und somit auch Gesundheit vom Darm aus. Seine überaus intensiven Forschungen mit der Entwicklungslehre des Menschen und der Natur führten zu einem klaren Konzept.

Er erkannte, dass die modernen Zivilisationskrankheiten fast ausnahmslos Mangelkrankheiten sind, hervorgerufen durch „unsinnige Ernährung". Seine fleischlose, lacto-vegetabile Waerland-Kost sollte Fäulnisbakterien und Gärungsprozessen im Darm kein Terrain bieten. Fast unnötig zu erwähnen, dass er Genussmittel wie Tabak, Bohnenkaffee, Alkohol, Kakao, Tee, Schokolade selbstverständlich strikt ablehnte. Auszugsmehle und isolierter Zucker (zu seiner Zeit weißes Mehl, weißer Zucker) erkannte er ja ohnehin als verfeinerte, krankmachende Nahrung.

Die Waerland-Kost besteht hauptsächlich aus rohem Obst, rohem Gemüse, Getreide in Form von Kruska, Kartoffeln in der Schale, schwedischer Langmilch (Rohmilch), Excelsior-Getränk. Scharfe Gewürze werden von ihm abgelehnt.

Excelsior, als Morgengetränk von ihm empfohlen, wird zubereitet aus Kartoffel- und Mohrrübenwasser. In dieser Brühe werden vielerlei Gemüse „mit soviel Stengeln und Blättern wie möglich" gekocht. Sie wird in Verbindung mit Weizenkleie und Leinsamen genossen und soll Ausscheidungen bewirken, Verstopfung beseitigen bzw. verhüten.

Kruska ist ein tägliches Basisgericht der Waerland-Kost. Es besteht aus Weizen, Roggen, Hafer, Gerste und Hirse, wird fünf Minuten gekocht und etwa zwei Stunden zum Quellen gebracht. Es wird mit süßer Milch und eventuell Obstkompott gegessen. „Personen, die eine gute Verdauung und täglich genügend Bewegung haben, können die gemahlenen Bestandteile auch in ungekochtem Zustand zu sich nehmen, wobei zu beachten ist, dass diese sofort nach dem Mahlen zusammen mit Weizenkleie in kochendem Wasser verrührt werden und etwa eine Viertelstunde quellen". Unter Verdauung meint Waerland in diesem Zusammenhang **nicht** Darmentleerung!

Zum Waerland-System, der Begriff Waerland-Kost engt seine Empfehlungen zu stark ein, gehören natürlich auch Bewegung, Wasseranwendungen, abhärtende Maßnahmen, aber auch geistige Pflege und positive Lebenseinstellung.

Waerlands drei Prinzipien lauten:

Wir haben es nicht mit Krankheiten zu tun, sondern mit Fehlern in der Lebensführung. Beseitigt diese Fehler, und alle Krankheiten werden verschwinden.

Man heilt nie eine Krankheit, man heilt einen kranken Körper.

Man heilt einen kranken Körper nur dadurch, dass man seinen ursprünglichen biologischen Lebensrhythmus wieder herstellt.

Lassen wir Waerland selbst zu Wort kommen, da somit am besten deutlich wird, wie sehr er von dem Wunsch beseelt war, der Gesundheit – nicht der Krankheit! – auf die Spur zu kommen:

Tief beeindruckt wurde ich besonders, als ich um die Jahrhundertwende zu einigen isolierten Dörfern in Nordschweden mit einer uralten Bauernkultur kam, wohin keine Wege, nur Fußpfade führten. Da traf ich einige achtzig und neunzig Jahre alte Männer, deren körperliche Rüstigkeit und Geschmeidigkeit mir auffiel. Sie hatten klare Augen, eine frische Gesichtsfarbe und einen üppigen Haarwuchs, wie wir ihn sonst nur bei jungen Frauen antreffen. Aber das eindrucksvollste waren die prächtigen Zähne – ein vollkommen kariesfreies Gebiss – und ihre ungewöhnlich kräftig entwickelten Unterkiefer und Massetermuskeln (Kaumuskeln). Zudem konnten sie ohne Brille lesen, hatten ein feines Gehör und **waren niemals krank gewesen.**

Sie waren Nachkommen eines alten, urgesunden Bauerngeschlechts, das in vielen Generationen da gelebt hatte – drei- bis vierhundert Kilometer von der nächsten Stadt entfernt, und dadurch ohne Abhängigkeit von den Luxusartikeln unserer Zivilisation.

Sie ernährten sich nur von dem, was sie selbst der Erde abringen konnten, das heißt von selbstgebackenem grobem Vollkornbrot, aus Roggen zubereitet, von Kohlrabi, Grünkohl, Rot- und Weißkohl, Mohrrüben, roten und weißen Rüben, von viel Kartoffeln, dazu roher Ziegenmilch und Milch von ihren gesunden und sehr gut gepflegten Kühen. Jeden Morgen aßen sie Langmilch – diese herrliche nordische Sauermilch – mit gekochten Kartoffeln in der Schale, Roggenbrot und Butter.

... Das Mittagessen wurde immer in einem großen eisernen Zehnlitertopf gekocht ... Man gab viel Kartoffeln in ihren Schalen hinein, Kohlrabi, Mohrrüben, rote Bete, Grünkohl und verschiedene, ungemahlene Vollkorngetreidesorten, wie Roggen, Gerste, Hafer und Weizen, dazu etwas Fett, gewöhnlich Schweinefett oder Butter ... dazu dieses wundervolle Gericht immer zusammen mit dem harten Roggenlaib, Butter und Käse ...

... Nur die kurze Sommerzeit über gab es Rohkost. Eine Ausnahme machte der herrliche vitamin- und mineralreiche Grünkohl, der sich den ganzen Winter durch immer frisch und grün unter der tiefen Schneedecke hält.

Die Ernährungsweise war hauptsächlich lakto-vegetabilisch, einfach und eintönig, aber immer vollwertig, reichlich und gutschmeckend. Fleisch wurde nur zeitweise in sehr bescheidenen Portionen gegessen und fast immer in zerschnittenen Stücken, zusammen mit den Wurzelfrüchten und Vollkorngetreide, in dem großen Topf gekocht. Die Mahlzeiten waren, mit Ausnahme der kurzen Sommermonate, das ganze Jahr die gleichen.

Krankheiten und Unpässlichkeiten waren vollkommen unbekannt. Diese alten Prachtexemplare einer vollkommenen männlichen Gesundheit, Rüstigkeit und Geschmeidigkeit erzählten, dass sie niemals an Magen-, Lungen-, Haut- oder anderen organischen Krankheiten gelitten hatten. Sie hatten niemals einen Arzt nötig gehabt. Ihre Frauen wurden während der Schwangerschaft in keiner Weise an ihrer Arbeit gehindert und konnten immer zusammen mit den Männern auf dem Acker, im Garten und im Wald arbeiten. An dem auf die Entbindung folgenden Tage waren sie immer schon wieder bei der Arbeit.

Zahnweh war hier vollständig unbekannt, dass die alten Männer solche Schmerzen als unmöglich ansahen.

Diese kerngesunden Alten sagten zu Waerland: „Zähne können unmöglich schmerzen! Zähne sind wie Steine. Ein Stein kann aber keinen Schmerz fühlen!“

Später – so Waerland – erbarmte sich die schwedische Regierung dieser „armen Dörfer“, baute Straßen. Bald blühte der Handel mit weißem Mehl, weißem Zucker – kurzum mit raffinierten Produkten, Süßigkeiten und Genussmitteln. Bald folgte der erste Zahnarzt, dann Arzt, danach ein Krankenhaus. Waerland berichtet weiter:

> Als ich selbst fünfzig Jahre später – um 1950 – diese Dörfer wieder besuchte, hatten viele Mädchen dort schon mit zwanzig Jahren ein vollständiges Kunstgebiss. Viele klagten, dass sie zu wenig Salzsäure (Magensäure) hatten und Salzsäure von der Apotheke kaufen mussten. Magenkrankheiten waren allgemein. Jede junge Frau musste nach der Entbindung wochenlang in der Krankenstube liegen.
>
> (Quelle: Der Weg zu einer neuen Menschheit, Humata Verlag Harold S. Blume)

Zusammenfassung

Es gibt nichts Neues zu erforschen. Waerland hat bereits klar erkannt, dass unsere sogenannte Ernährungswissenschaft und etablierte Medizin sich auf Irrwegen befindet, die „zum allgemeinen Schaden für die Menschheit" führt. Auch heute noch wird zum Beispiel am Dogma von der Wichtigkeit bzw. Unentbehrlichkeit des tierischen Eiweißes festgehalten. Klare Aussagen über den Schadstoff Zucker (Fabrikzucker) fehlen nach wie vor. Aus wirtschaftlichen Gründen begnügt man sich mit Halbwahrheiten und kommt einer grundlegenden Änderung des Krankheitswesens somit nicht bei. Waerland hat keine einengenden Vorschriften erlassen, sondern zu einer natürlicheren Lebensweise aufgerufen, die im Bereich der Nahrung dem Ausspruch Kollaths sehr nahesteht: „Lasst die Nahrung so natürlich wie möglich".

Dass er Kruska noch kochte oder überbrühte, darf als Vorstufe des „Frischkorngerichts nach Kollath" bezeichnet werden.

Als großer Verfechter von „Rohkost" stimmte er heute sicher den Empfehlungen einer vitalstoffreichen Vollwertkost zu, die bei bestimmten Erkrankungen und Empfindlichkeiten auch von dem Genuss von Milch, Käse, Quark absieht.

Für den Gesunden sind diese Produkte selbstverständlich in nicht übertriebenem Maße erlaubt.

Dass die Waerland-Kost sich nicht in stärkerem Maße durchsetzt, liegt sicher daran, dass Waerlandanhänger oftmals „päpstlicher als der Papst" sein wollen und viele Gutwillige damit abschrecken. Wenn Speisen im Sinne Waerlands so einfach wie möglich sein sollten, heißt dies doch nicht, dass sie langweilig und fade schmecken müssen. Wer seine Schriften gründlich studiert, findet bestätigt, dass das vielfältige Angebot der Natur auch von Waerland begrüßt und genossen wurde.

Seiner Empfehlung, viel zu trinken, kann ich allerdings aus den bekannten Gründen (s. S. 84 ff.) nicht zustimmen.

Waerlands Aussage, die Folgen der zivilisatorischen Mangelernährung mit Übersäuerung zu begründen, ist falsch (s. S. 190 ff. „Übersäuerung").

Die Haysche Trennkost

In Deutschland wurde diese Kostform von dem Arzt Dr. Walb eingeführt und nach dem amerikanischen Arzt Howard Hay benannt, der an einer schweren Nierenkrankheit litt. Er galt als unheilbar und befasste sich daraufhin mit Ernährungsfragen. Aufmerksam geworden auf die Lebensweise der Hunza im Himalaya stellte er sich eine spezifische Ernährung zusammen und wurde gesund.

Im Mittelpunkt der Hayschen Trennkost steht die Trennung von Eiweiß und Kohlenhydraten in einer Mahlzeit. Eiweiß- und kohlenhydrathaltige Nahrungsmittel dürfen zwar jedes für sich verzehrt werden, doch nicht zusammen, da im Magen nicht beides verdaut werden könne, denn keine Flüssigkeit – so Hay – kann zur gleichen Zeit sauer und basisch sein, „so wenig wie ein Zimmer zur gleichen Zeit hell und dunkel sein kann“.

„Das richtige Verhältnis von säurebildender zu basenbildender Nahrung beträgt 2 zu 8“.

Die Trennkost empfiehlt morgens eine Basenmahlzeit mit Obst, mittags eine Eiweißmahlzeit und abends eine Kohlenhydratmahlzeit.

Zu den *kohlenhydrathaltigen Nahrungsmitteln* zählen Vollgetreide und Produkte daraus, Kartoffeln, Topinambur, Grünkohl, Schwarzwurzeln, Bienenhonig, unraffinierter Zucker, Rübensirup, Datteln, Feigen und Bananen. Sie dürfen gegessen, sollen aber nicht gemischt werden mit den *eiweißhaltigen Nahrungsmitteln*. Zu den eiweißreichen gehören Fleisch, frische Fische, ungesäuerte Milch, Käse, Sojamehl, saures Obst, Beerenobst, Kernobst, Steinobst, Zitrusfrüchte, Kiwi, Ananas, Melonen, Korinthen.

Neutrale Nahrungsmittel, die mit beiden o. g. Gruppen gemischt werden dürfen, sind Fette und bestimmte Gemüse, bestimmte Obstsorten und bestimmte Gewürze.

Nicht empfehlenswert sind Stärke in Form von Weißmehl, Weißbrot, Weißmehlnudeln, polierter Reis, Sago, getrocknete Hülsenfrüchte, Erdnüsse, Kastanien, weißer Zucker, Süßigkeiten, Marmeladen, Gelees, Eingemachtes, rohes Eiweiß von Eiern, fette Wurst, Rhabarber, Preiselbeeren, verschiedene Gewürze wie Pfeffer, Senf, Meerrettich, Ingwer, schwarzer Tee, Kaffee, Kakao.

Ergänzt werden die eiweiß- oder kohlenhydrathaltigen Mahlzeiten durch neutrale Salate, Gemüse und Früchte.

Als Begründung für die Eiweißmahlzeit am Mittag wird angegeben, dass Fleisch abends schwer im Magen liege und schlecht verdaut würde.

Die Haysche Trennkost ist in vielen Punkten unlogisch und fordert zur Kritik heraus.

Wenn die Theorie, eiweißhaltige und kohlenhydrathaltige Nahrungsmittel nicht in einer Mahlzeit zu verzehren, Gültigkeit hätte, dürften wir ja überhaupt keine Lebensmittel zu uns nehmen, die uns die Natur beschert, denn alle in der Natur vorkommenden Lebensmittel enthalten sowohl Eiweiße wie auch Kohlenhydrate. Man dürfte dann zum Beispiel keine Vollkornprodukte essen, da gerade das volle Korn im Stärkekern Kohlenhydrate und in den Randschichten und im Keim relativ große Mengen Eiweiß enthält. Der Eiweißanteil ist so groß, dass man allein mit Vollgetreide den Eiweißbedarf decken könnte.

Eine solche Trennung ist nur möglich, wenn man sie durch künstliche fabrikatorische Eingriffe vornimmt, also in Form von reinem Fabrikzucker oder reiner Stärke in Auszugsmehlen.

Es ist schon lange bekannt, dass diese reinen isolierten Kohlenhydrate nachteilig sind, auch wenn sie nicht kombiniert mit Eiweiß verzehrt werden. *Sie sollten also nicht getrennt vom Eiweiß, sondern überhaupt nicht gegessen werden.*

Ein Mensch, der natürliche in der Natur vorkommende Lebensmittel zu sich nimmt, verstößt demnach ständig gegen das Prinzip der Hayschen Trennkost, wird aber dadurch nicht krank, sondern erfüllt damit die einfache Forderung einer Ernährung mit den notwendigen, die Gesundheit erhaltenden biologischen Wirkstoffen.

Völlig unberücksichtigt bleibt bei dieser Theorie der Trennkost, dass manche Nahrungsmittel sowohl über einen hohen Eiweiß- als auch über einen hohen Kohlenhydratanteil verfügen. Dazu zählen zum Beispiel die Hülsenfrüchte. Da diese im Volksmund als „schwer verdaulich" gelten, schlussfolgert Hay fälschlicherweise, dass die Kombination von Eiweiß und Stärke die Ursache sei. Wenn Hülsenfrüchte schlecht vertragen werden, muss man sich zunächst einmal die Zubereitungsart ansehen und die Kombination der gesamten Kostform. Sobald alle Fabrikzuckerarten, dazu noch beim Empfindlichen gekochtes und eingemachtes Obst, Säfte und Genussmittel wie Bohnenkaffee weggelassen werden, sind Hülsenfrüchte gut verträglich, (s. auch Das Verträglichkeitsproblem auf S. 195 ff.).

Die chemischen Abläufe in den Verdauungsorganen – so wie sie in der Hayschen Trennkost begründet werden – sind unlogisch und leicht widerlegbar. Nach Hay verlangen Kohlenhydrate zum Verdauen

Basen und Eiweiße Säuren. Folglich soll zu einer stärkehaltigen Mahlzeit nichts Saures gegessen werden, da der basische Speichel dann sauer wird und somit das Enzym Ptyalin nicht wirksam werden könne, um die Stärke zu verdauen.

Die Verdauung der Kohlenhydrate beginnt zwar im Mund durch das Enzym Ptyalin, die weitere Verdauung der Stärke wird aber im Magen und im Dünndarm fortgesetzt.

Die Natur hat sich nicht auf den Menschenverstand verlassen, denn dann wäre es beispielsweise schlecht um die Verdauung der Kohlenhydrate bestellt, wenn wir uns die überwiegend desolaten Gebisse und die damit schlechte Kaufähigkeit anschauen. Sie hat dafür gesorgt, dass die einzelnen Nährstoffe der Nahrungsmittel nicht in einem einzigen Verdauungsorgan verdaut werden. Die Schöpfung hat wohlweislich für die einzelnen Stoffe verschiedene Verdauungsabschnitte vorgesehen; so spielt sich eben sinnvollerweise nicht alles in einem Verdauungsorgan ab, sondern in verschiedenen Bezirken.

Im Milieu des Magens und des Dünndarms wirken Enzyme, die sowohl Eiweiß als auch Kohlenhydrate verdauen können.

Es bleibt zu hoffen, dass jeder Leser seinen gesunden Menschenverstand anwendet und nicht annimmt, der Schöpfung seien bei der Schaffung des Menschen gravierende Fehler unterlaufen. Auch alle in der freien Natur lebenden Tiere essen Lebensmittel, die Eiweiß *und* Kohlenhydrate enthalten. Sie wären dadurch ja schwer belastet.

Die Kritik an der Hayschen Trennkost hat dazu geführt, dass neuerdings von der ursprünglichen Theorie abgewichen wird. Die Forderungen von Hay werden jetzt so modifiziert dargestellt, dass quasi das bisherige Prinzip der Trennung aufgehoben ist. Heutige Vertreter sprechen davon, dass „überwiegend konzentrierte Kohlenhydrate und überwiegend konzentrierte Proteine" getrennt werden sollten. Die Trennung sei zwar entscheidend, aber nicht das einzige. Andererseits wird von denselben Vertretern betont, dass eine absolute Trennung nicht möglich, aber auch nicht nötig sei. Ein Widerspruch in sich! Man erwägt sogar die Bezeichnung Vollwert-Trennkost. Damit wird das wissenschaftlich unhaltbare Prinzip der Trennkost lediglich kaschiert und krampfhaft versucht, die Theorie aufrechtzuerhalten. Damit besteht auch keinerlei Berechtigung mehr, diese Kost als Trennkost zu bezeichnen. Dies wäre ein Gebot der wissenschaftlichen Ehrlichkeit.

Zusammenfassung

Der größte Nachteil der Hayschen Trennkost ist die Bezeichnung und die unhaltbare Argumentation.

Abgesehen von nicht begründbaren Empfehlungen und nicht begründbarer Ablehnung einzelner Nahrungsmittel, hatte Howard Hay für sich – in Anlehnung an die Lebensweise der Hunza, die keinerlei Zivilisationskost aßen – vermutlich eine weitgehend naturbelassene Ernährungsform gefunden, die ihm letztendlich ja auch half.

Kritisch wird es allerdings immer, wenn ursprünglich richtige Anschauungen verändert, abgeschwächt, missverständlich wiedergegeben oder irreführend bezeichnet werden.

Das Festhalten an der Bezeichnung und die komplizierte Auswahl der Nahrung lässt an den ironischen Spruch denken: „Warum einfach, wenn es auch kompliziert geht?".

Was einen ganzheitlich denkenden Menschen an der Theorie der Trennkost besonders stört, ist der unterschwellige ständige Hinweis auf die angebliche Fehlkonstruktion der Schöpfung, die ein ordnendes und korrigierendes Eingreifen des Menschen in der spezifischen Auswahl der Nahrung erforderlich macht.

Evers-Diät

Dr. Joseph Evers (1894 – 1975), praktizierender Arzt in Hachen/Sauerland, war ein scharfer Beobachter der Natur. Aufgrund epidemiologischer Studien, der aufmerksamen Beobachtung an Patienten, aber auch selbst durchgeführter Tierfütterungsversuche erkannte er ganz klar, dass „der schwerste Fehler, den wir modernen Industrievölker auf dem Ernährungsgebiete machen, die Denaturierung (Zerstörung, Verfeinerung, Chemisierung usw.) unserer Nahrungsmittel ist." „Der Mensch ist von Natur aus ein Früchte- und Wurzel-Esser" folgerte er und veröffentlichte 1938 unter dem gleichnamigen Titel seine Erkenntnisse und Erfahrungen. 1939 schrieb er die „Ernährungsreform auf Abwegen", spätere Werke folgten. Am bekanntesten ist sein Buch „Warum Evers-Diät?" (Haug-Verlag, Heidelberg).

Als Praktiker behandelte Dr. Evers seine Patienten mit der „einfachen Kost unserer Vorfahren". Schon bald stand er in dem Ruf, auch unheilbare Krankheiten „heilen" zu können.

Besonderes Aufsehen erregte er mit der erfolgreichen Therapie der Patienten, die an multipler Sklerose erkrankt waren. Bis 1967 hatte er bereits mehr als 12 000 MS-Patienten behandelt. Davon führten etwa 8000 Fälle jahrelang unter seiner Kontrolle die „Evers-Diät"durch.

In seinem Arbeitszimmer hing eine Weltkarte, auf der er die Gebiete, in denen MS vorkam, exakt mit Nadeln markiert hatte. Bei Naturvölkern, die fernab und unbehelligt von jeder Zivilisation lebten und ihre ursprünglichen Verzehrsgewohnheiten beibehalten hatten, gab es diese Krankheit nicht.

Auf Grund seiner Erfahrungen schrieb Evers: „Ich fand, dass in sämtlichen Erdteilen nur dort die multiple Sklerose vorkommt, wo die Menschen von der naturnahen Ernährung ihrer Vorfahren abgewichen sind und zur modernen denaturierten Kost übergegangen sind."

„Wenn bald nach der ersten Feststellung einer multiplen Sklerose meine Diät-Therapie angewandt wird, dann kann man mit einer Heilung in fast allen Fällen rechnen."

Von seiten der etablierten Medizin wurde diesem Pionier wenig Verständnis entgegengebracht. Er galt – wie alle mutigen Einzelkämpfer – als nicht ernstzunehmender Außenseiter.

Seine Erfolge sprechen jedoch für sich.

Bei der multiplen Sklerose handelt es sich um eine

degenerative Erkrankung des zentralen Nervensystems. Die Symptome verlaufen schleichend und können sich in Müdigkeit, Gefühlsstörungen, Sehstörungen, unsicherem Gang äußern, aber auch zum Beispiel im unkontrollierten Herabfallen eines Augenlids. Alle Erscheinungen können vorübergehend und flüchtig auftreten, so dass sie vom Kranken zu Beginn meistens nicht ernst genug genommen werden. Auch vom Arzt werden leichte Fälle oft nicht früh genug erkannt. Die Symptome können über lange Zeit wieder verschwinden (über Wochen, Monate, Jahre, sogenannte Remissionen), um dann wiederholt und stärker aufzutreten. Waren die Gehstörungen anfangs nur leichter Art, machen sie sich nun deutlich bemerkbar. In späterem Stadium ist ein Rollstuhl und letztlich die Bettlägerigkeit nicht zu umgehen.

Ernährungstherapie nach Dr. Evers für den Kranken

Strenge Vermeidung von Auszugsmehlen, Fabrikzuckerarten, Nikotin, Kaffee, Tee, Kakao. „Eine Nahrung, die die Konsistenz von Blättern, Gräsern, Kräutern, Rinden, Knospen und dergleichen oder von Fleisch hat, kommt niemals als naturgemäße menschliche Nahrung infrage.“ Als Begründung für die Ablehnung bestimmter Salate, Blatt- und Kräutergemüse gibt Evers an, dass „unsere Verdauungsorgane den Zellkern gar nicht sprengen und damit diese Gemüsesorten einfach nicht verdauen" könnten. Heute wissen wir, dass diese Begründung wissenschaftlich nicht haltbar ist.

Gewürze werden mäßig verwendet.

Insgesamt soll die Nahrung naturbelassen sein, also nicht erhitzt. Drei Mahlzeiten sind erlaubt.

9.00 Uhr Frühstück:
Vollkornbrot, Bauernbutter, Honig, Milch frisch von der Kuh, selbstbereiteter Quark; 1 Cocktail, bestehend aus 1–2 frischen Eiern mit Honig und etwas Zitrone gemischt.
12.00 Uhr Mittagessen:
2 oder mehr Esslöffel gekeimte Weizen- oder Roggenkörner, Haferflocken, Trockenfrüchte, Nüsse, frische Milch von der Kuh, Obstsalate nach Jahreszeit oder Quarkspeisen mit Nüssen, Rotwein mit Eiern, geschlagene Sahne, Obst.
17.30 Uhr Abendbrot:
Vollkornbrot, Bauernbutter, selbstbereiteter Quark, evtl. mit Kümmel, frische Milch (also Rohmilch), Rohkostsalat aus Gemüsen der Jahreszeit, angemacht mit Zitrone, Sahne, Kräutern (mäßig), Obst.
Besonderer Wert wird auf das täglich genossene gekeimte Getreide gelegt.

Für den geheilten Patienten und den Gesunden werden die Ratschläge aufgelockert. Auf jeden Fall bevorzugte Evers aber auch bei den gekochten Speisen „einfache alte, bodenständige Gerichte". „Alles nicht länger kochen und braten, als gerade notwendig ist."

Für die **Säuglings- und Kleinkinderernährung** empfiehlt Evers rohe, unerhitzte Kuhmilch, wenn nicht gestillt werden kann. An seinen eigenen Kindern (er hatte 10!) und an den Kindern in seiner Sprechstunde konnte er über Jahrzehnte erleben, dass sie mit dieser „Ersatznahrung" hervorragend gediehen.

Die Kritik zu diesem Punkt kommt natürlich aus den Reihen der herkömmlichen Ernährungsphysiologie, deren Vertreter anmaßend aus dem Blickwinkel der einengenden chemisch-analytischen Betrachtungsweise urteilen. Dabei wird deutlich, dass keinerlei Erfahrungen und ärztliche Beobachtungen – und somit auch keine Sicherheit – auf diesem Gebiet vorliegen. Um so unbefangener wird aber heute im allgemeinen über eine Sache geurteilt. Man zieht sich dann auf sogenannte „wissenschaftliche Begründungen" zurück, um die eigene Unwissenheit – oftmals gepaart mit Arroganz – zu bemänteln.

Dr. Evers, der natürlich auch zu seiner Zeit bereits dieser Kritik ausgesetzt war, führt zu Recht ins Feld, dass es ein Unfug sei, bei Stillunfähigkeit der Mütter vor der Verabreichung roher Kuhmilch wegen angeblicher Infektionsgefahr zu warnen. Tuberkulose ist so gut wie ausgestorben (die Stallungen werden strengstens kontrolliert), eine Erkrankung bzw. Todesfall an Bang ist nicht ein einziges Mal bewiesen worden, und Maul- und Klauenseuche durch Rohmilchgenuss gibt es beim Menschen ohnehin nicht.

Dagegen wird aus wirtschaftlichen Gründen vor der Verabreichung der weit verbreiteten minderwertigen H-Milch von offizieller Seite nicht gewarnt. Tierfütterungen belegen, dass allein das Abkochen der Milch genügt, um zum Tod der damit gefütterten Tiere zu führen. H-Milch wird jedoch auf 150 °C erhitzt und stellt nur noch eine „tote Konserve" dar.

Zusammenfassung

Dr. Evers gehört zu den mutigen richtungweisenden Ärzten unseres Jahrhunderts. Seine vollwertige Kost als Diät zu bezeichnen, ist nicht berechtigt, zumal er durchaus kein Freund einengender Verhaltensvorschriften war, wir sprechen daher besser von einer Evers-Kost als von einer Evers-Diät. Je kränker jedoch der Patient ist, um so konsequenter muss er sich an die Regeln der natürlichen Kost halten, wenn er Erfolg haben will.

Gerade bei MS-Kranken habe ich die „gekeimten Körner nach Dr. Evers“ in meine Ernährungstherapie übernommen, deren Grundlage ja ohnehin der Frischkostanteil bzw. die reine Frischkost darstellt – je nach Ausgangslage und Mitarbeit des Patienten. Fleisch und Wurst gehören selbstverständlich nicht in eine vitalstoffreiche Vollwertkost. Da es viele Menschen gibt, die auf das tierische Eiweiß der Milch reagieren (Rheuma, Hautausschläge, sogenannte Allergien), ist sie nicht zu empfehlen, zumal die Versorgung mit Nähr- und Vitalstoffen bei einer richtig zusammengestellten Vollwertkost gewährleistet ist.

Zusammenfassend kann gesagt werden, dass die Evers-Kost, wie sie ursprünglich von Dr. Evers propagiert wurde, im Großen und Ganzen den Richtlinien einer vitalstoffreichen Vollwertkost entspricht.

Makrobiotik

Das Wort Makrobiotik stammt aus dem Griechischen und bedeutet „großes Leben“ (makros = groß, bios = Leben). Wenn es nur um die Bedeutung des Wortes ginge, könnte jede ganzheitlich orientierte Lebensweise, die eine vitalstoffreiche Vollwerternährung beinhaltet und die Schöpfungsgesetze beachtet, ebenfalls als Makrobiotik bezeichnet werden.

In Deutschland wurde der Begriff durch den Arzt Hufeland (1762 – 1836) bekannt. Sein Hauptwerk, in dem er über Makrobiotik schreibt, trägt den Titel „Die Kunst, das menschliche Leben zu verlängern“. Hufeland, der Goethe, Friedrich Wilhelm III., Schiller, Herder und Wieland zu seinen Patienten zählte, ging es nicht nur um Ernährung, sondern um praktische Ratschläge für eine gesunde Lebensführung. Mit der heutigen Makrobiotik haben seine Ausführungen nichts gemein.

In den sechziger Jahren des 20. Jahrhunderts kam die Makrobiotik als neue Bewegung über den Atlantik aus Amerika auch zu uns. In Amerika hatte der Japaner Ohsawa damit Aufsehen erregt.

Auch bei der Makrobiotik fällt auf, dass die „westlichen" Anhänger diese aus dem Osten stammende Lebensphilosophie auf Ernährung reduzieren, die dazu den Vorstellungen des „Erfinders" größtenteils nicht mehr gerecht wird. Die Lebensweise Makrobiotik wurde von dem japanischen Philosophen George Ohsawa (1893 – 1966) entwickelt.

Sein Buch „Zen Makrobiotik" macht deutlich, dass es Ohsawa um eine „biologische und physiologische Nutzanwendung der östlichen Philosophie und Medizin" ging.

Nach seinem Tod setzte der Japaner Michio Kushi die Lehre fort. Er modifizierte die bisherige Makrobiotik nach Ohsawa und passte sie weitgehend westlichen Gepflogenheiten an.

Östliche Lebensweise ist einer völlig anderen jahrtausendealten Kultur und anderem Denken verhaftet als abendländische und von daher schon schwer zu begreifen.

Zen-Makrobiotik beinhaltet philosophische Lebensziele, die – ebenfalls wie die griechische diaita – rechtes Wollen, Reden und Tun anstrebt, eine Übereinstimmung im Denken und Handeln, geprägt von einem hohen Maß an Selbstdisziplin. So beruft Ohsawa sich u. a. auch auf Lao Tse, Konfuzius, Buddha. Der Westen jedoch, empfänglich für alles Neue, dezimiert diese Traditionen auf Nahrung.

Ohsawa hielt Vorträge und stieß dabei auf großes Interesse für seine Ideen. Seine Ausführungen wurden schriftlich festgehalten. Was hier im deutschsprachigen Raum übersetzt und in Umlauf gebracht wurde, ist oftmals knapp und widersprüchlich in den Ausführungen. Es bedarf sicher der Ergänzung durch seine mündlichen Überlieferungen, denn vieles wurde und wird falsch interpretiert. Wie so oft entsteht unter den Nachfolgern eines Pioniers Fanatismus und engstirnige, einseitige Auslegung, die den Urheber sicher erschaudern lassen würde.

Grundlage der makrobiotischen Lebensweise nach Ohsawa ist das in der chinesischen Philosophie verwurzelte Prinzip von Yin und Yang. In der Blütezeit der chinesischen Philosophie entwickelten sich unzählige Philosophenschulen, die bemüht sind, Antworten auf die Fragen des Lebens zu finden. Darunter auch Yin-Yang-Schulen, die den Anfängen und der Einordnung von Mensch-Natur-Kosmos-Universum nachgehen, alles Existierende als gegensätzliche, aber auch ergänzende harmonisierende Kräfte definieren. Es ist fast unmöglich und unzureichend, diese Philosphie in einfachen Erklärungen festzulegen. Durch bestimmte Zubereitung der Speisen lässt sich die Yin- oder Yang-Energie in den Nahrungsmitteln verändern. Zu stark yinnige oder yannige Nahrungsmittel können demnach ausgeglichen werden.

Nach der von Ohsawa aufgestellten Tabelle, die 10 Wege für die richtige Ernährung aufzeigt, werden auf der niedrigsten Stufe 10 % der Gesamtnahrung als Getreide empfohlen, 30 % in Form von erhitztem Gemüse, 10 % als Suppe, 30 % tierische Produkte, 15 % Salate/Früchte, 5 % Nachspeise. Die höchste Stufe sieht 100 % Getreide vor. Dazwischen liegen verschiedene Abstufungen. Seine Ausführungen lassen erkennen, dass individuelle Wege für jeden offen sind.

Gekochtes Getreide (als ganzes Korn genossen) ist tägliches Grundnahrungsmittel – östlichen Gepflogenheiten entsprechend als Reis. Nach der o. g. Tabelle sollten im Mittel 50 – 60 % der täglichen Nahrung daraus zubereitet werden.

Tropisches Obst und Gemüse ist zu meiden, Produkte aus der eigenen Region (biologischer Anbau) sind vorzuziehen.

„Denaturisierte" Nahrung lehnt Ohsawa ab, also isolierten Zucker, Präparate, Konserven, usw., ebenso Milch und Milchprodukte, Schweinefleisch, Rindfleisch.

Fisch zwei- bis dreimal wöchentlich, gelegentlich Geflügel und Eier sind erlaubt.

Salz wird großzügig verwendet. Bei traditioneller

japanischer Lebensweise ist dagegen nichts einzuwenden.

Naturbelassene Fette werden äußerst sparsam verwendet.

Nach Ohsawa sollte soviel getrunken werden wie Durst vorhanden ist. Darüber hinaus nichts.

Zusammenfassung

Das Prinzip, die Nahrung so natürlich wie möglich zu belassen, wurde auch von Ohsawa beachtet. Er wollte ein grundlegendes Umdenken einleiten, um Krankheiten vorzubeugen. Besonders verständlich ist dies, wenn man weiß, dass zum Beispiel die Ärzte im asiatischen Raum dafür honoriert wurden, dass der Mensch gesund blieb. Es galt als Makel, wenn ein von ihnen Betreuter erkrankte.

Zur Kritik fordern seine Aussagen über die Heilung von Krebs und anderen Krankheiten heraus. So soll Ohsawa gesagt haben: „Nichts ist leichter zu heilen als Krebs“. Aber auch hier müsste man ihn im Gespräch erlebt haben, ob er es (aus östlicher Sicht) so gemeint hat, wie es heute im Westen weitergegeben wird.

Durch das von ihm empfohlene Weglassen von Milch- und Milchprodukten stellt sich kein Mangel an Calcium ein, wie von manchen Vertretern der chemisch-analytischen Betrachtungsweise behauptet wird. Innerhalb einer vielseitig zusammengestellten Kost ist ausreichend Calcium vorhanden, wenn sie nach den Gesichtspunkten der vitalstoffreichen Vollwertkost zusammengesetzt ist. Da die makrobiotische Ernährung 50 – 60 % Vollgetreide enthält, ist die Calciumversorgung mehr als gesichert.

Warum in der Makrobiotik Fisch gegessen werden sollte und gelegentlich Geflügel, ist vermutlich mit traditionellen Gepflogenheiten dieser Region zu erklären. Tierisches Eiweiß ist auch in dieser Form unnötig.

Die Empfehlung, ausschließlich heimische Produkte zu verzehren, mag aus verschiedenen Gründen sinnvoll sein. Dieser Aspekt wird aber von westlichen Makrobioten ausgeklammert, betrachtet man das überquellende Angebot asiatischer Nahrungsmittel, das in den entsprechend orientierten Läden angeboten wird.

Jedes Land, jedes Volk hat seine Kultur. Nichts lässt sich ohne Einbeziehung dieser Traditionen auf oberflächliche und angepasste Art verpflanzen, ohne den Boden vorzubereiten. Andere Gepflogenheiten und Ansichten verändern (verwässern) das ursprünglich Große und Gute.

Makrobiotik zu betreiben, ohne sich mit der japanischen bzw. chinesischen Philosophie zu befassen, erscheint absurd. Wird sie weiterhin in der bisherigen Form westlichen Gepflogenheiten angepasst, erreicht sie eines Tages das Niveau einer verwässerten angeblich vollwertigen Ernährung.

Mazdaznan (sprich: Masdasnan)

„Die Mazdaznan-Lehre ist eine Lebenswissenschaft, eine Philosophie des Lebens, ein Selbst-Erziehungs-System, das es dem Menschen ermöglicht, sowohl in seinem eigenen Leben als auch im Leben anderer Völker und Staaten normalere Verhältnisse zu schaffen."

Begründer der Mazdaznan-Bewegung war Dr. Otoman Zar-Adusht Hanish (1844 – 1936). Während seines langjährigen Aufenthaltes im Mittleren Osten kam er mit Anhängern der Lehre Zarathustras in Berührung, deren philosophisch-religiöse Anschauung er übernahm. Eine Einengung der Mazdaznan-Bewegung auf die Ernährung, und somit eine Überbewertung der Ernährung, wird dieser Lebensform nicht gerecht.

Die Mazdaznan-Lehre „anerkennt alles Gute in Gedanken, Worten und Werken in der Vergangenheit, Gegenwart und Zukunft". Die Befolgung der Lebensgesetze und Lebensregeln hat zum Ziel, den Menschen frei und zum bewusst denkenden und handelnden Wesen zu erziehen.

Unser Körper wird als das Instrument des Geistes bezeichnet. „Je vollkommener, je entspannter, reiner, je harmonischer unser Körper ist, desto mehr sind wir imstande, mit dem Unendlichen in Harmonie zu sein."

Als Grundlage der körperlichen wie geistigen Entwicklung gilt die bewusste Atmung.

Die Mazdaznan-Ernährungslehre ist eine „Wissenschaft" für sich. Sie ist fleischlos und legt Wert darauf, dass die Gemüse frisch und „rein", das heißt biologisch gezogen werden.

Die Ernährung muss individuell dem Temperament jedes Menschen entsprechen. Hierfür gibt Hanish Richtlinien in seiner „Selbstdiagnostik".

Es wird bei der Auswahl der Nahrung grundsätzlich unterschieden zwischen materieller, spiritueller und intellektueller Temperamentsgrundlage des einzelnen Menschen. Auch Jahres- und Tagesrhythmus sowie die Farben der Lebensmittel sind von Bedeutung.

Ein weiterer Punkt, der als sehr wesentlich hervorgehoben wird, ist die Bedeutung der vorgeburtlichen Erziehung. Die Befürwortung der Eugenik (Erbgesundheitslehre), die bei erbkranken Menschen die Sterilisation nahelegt und die Entwicklung geistiger Fähigkeiten der weißen Rasse als wesentlich ansieht, stößt ab, steht auch im Widerspruch zu der gelehrten religiösen, politischen Neutralität und geistigen Freiheit jedes Individuums.

Wieweit bei Übersetzungen von Hanish ins Deutsche Aspekte eingebaut wurden, die der Rassenlehre im sogenannten Dritten Reich entgegenkamen, bleibt offen.

Zusammenfassung

Die heutige Mazdaznan-Bewegung unterstreicht das oberste Gesetz des Menschheitslehrers Zarathustra:

Gut denken, gut reden, gut handeln

und stellt es neben die Forderung Jesus Christus:

Du sollst deinen Nächsten lieben wie dich selbst. Es ist kein anderes Gebot größer denn dieses.

Sie hat ihr Zentrum in der Neuzeitlichen Diät- und Lebensschule am Edersee.

Die besondere Auswahl und Zusammenstellung der Lebensmittel nach den Vorstellungen Hanishs ist für Uneingeweihte in der Begründung teilweise nicht nachvollziehbar.

Die Empfehlung von Vollkornprodukten und

Frischkost in Form von Obst und Gemüse aus biologischem Anbau, von eingeschränktem Verzehr von Milch und Milchprodukten, die strikte Vermeidung von Fleisch und Wurst, wenige Mahlzeiten am Tag, Trinken bei Durst entsprechen den Grundzügen einer vitalstoffreichen Vollwertkost und sind zu befürworten.

Anthroposophische Ernährungslehre

Begründer der Anthroposophie ist der Österreicher Rudolf Steiner (1861 – 1925). Die von ihm entwickelte Philosophie versteht sich als eine moderne Geisteswissenschaft, die übersinnlicher Wahrnehmungen fähig ist, also nicht nur das mit den Sinnen Fassbare akzeptiert, wie es in der rationalen Naturwissenschaft der Fall ist.

Ähnlich der östlichen Philosophie geht Steiner von einer ganzheitlichen Betrachtungsweise aus, die den Menschen als ein in Natur und Kosmos eingebettetes Wesen begreift.

Die anthroposophische Lehre betrachtet den Menschen als viergliedrigen Organismus.

1. Physischer Leib

– dasjenige, das er mit dem Mineralreich gemeinsam hat: die mineralischen Stoffe

2. Ätherleib

– dasjenige, das mit den Lebenserscheinungen der Pflanze verbunden ist

3. Astralleib

– dasjenige, das mit dem Fühlen und Empfinden, dem Schmerzerleben der Tierwelt zusammenhängt: Der Mensch ist ein empfindendes Wesen

4. Geisteswesen

– die höchste Stufe, die mit dem menschlichen Ich zusammenhängt, die sogenannte Ich-Organisation

Die Kenntnis des Wirkens der Wesensglieder ist auch für die richtige Ernährung von Bedeutung.

Zwischen den einzelnen Bereichen des Menschen und der Pflanze wird eine Beziehung angenommen, d. h. spezifische Teile der Pflanze wirken auf den entsprechenden Bereich des Menschen ein.

Schon Goethe hat auf die drei Organe der Pflanzen hingewiesen: Wurzelbildung, Blatt-Stängelbildung und Blüte mit der Frucht- und Samenbildung. Diese drei Glieder gelten als differenzierte Kräfteträger.

Wenn nun der Mensch sich von ganzen Pflanzen ernährt, setzt er sich in dreifacher Art zu dieser Pflanze in eine Kräftebeziehung. Steiner: „So dass Sie, wenn Sie nun die umgekehrte Stellung der Pflanze zum Menschen in Betracht ziehen, Sie sich sagen werden, dass alles dasjenige, was innerlich veranlagt ist zur Blüten- und Fruchtbildung, sehr starke Verwandtschaft haben muss zu den Organen des menschlichen Unterleibes ... dagegen alles dasjenige, was in den Pflanzen nach dem Wurzelhaften hinstrebt, das wird besonders Verwandtschaft haben zu alledem, was sich nach oben organisiert."

Grundlage der anthroposophischen Ernährung ist das Getreide, als Beilage dient schonend gegartes Gemüse. In geringem Umfang wird Gemüse auch unerhitzt als Frischkost gegessen.

Fette werden mäßig verwendet, sollten aber naturbelassen sein – wie überhaupt weitgehend auf fabrikatorisch verarbeitete Nahrungsmittel verzichtet wird. Milch wird als unentbehrlich angesehen, besonders für Kinder und Jugendliche.

Kartoffeln, Tomaten, Paprika werden nicht empfohlen, weil sie Nachtschattengewächse sind. Fleisch wird nicht abgelehnt, aber auch nicht als notwendig angesehen.

Über lange Jahre wurde Zucker von vielen Anhängern der Steinerschen Lehre als notwendig bezeichnet und missverständlich mit isoliertem Fabrikzucker gleichgesetzt. Steiner sprach jedoch von Zuckerprozessen im Stoffwechsel, aber nicht von raffiniertem Zucker, der industriell hergestellt wird.

Frischkost wurde von Steiner abgelehnt und wird auch von seinen Anhängern zum Teil nur zögernd akzeptiert. Reine Frischkost als Dauerkost oder der

Verzehr von überwiegend Frischkost wird abgelehnt, da sie eine übermäßige Belastung für den Organismus darstellen soll, indem für deren Verdauung Kräfte abverlangt werden, die vor allem die geistige Leistungsfähigkeit beeinträchtigen sollen. Gerade bei Kindern wird beim Verzehr von Frischkost Zurückhaltung geübt, da (von einigen Vertretern der Anthroposophie) befürchtet wird, sie könnten aus den genannten Gründen in ihrer geistigen Entwicklung behindert werden.

Allgemein wird Wert darauf gelegt, dass die Nahrung durch Erhitzung „aufgeschlossen" wird.

Von großer Bedeutung ist die biologisch-dynamische Landwirtschaft, da die Qualität der Nahrung entscheidend von der Qualität des Bodens, den Anbauzeiten und dem Zusammenspiel kosmischer und irdischer Kräfte abhängt.

Zusammenfassung

Aus rein ernährungsphysiologischer Sicht ist diese Ernährungsform für den Gesunden als ausreichend anzusehen.

Für den Kranken ist die geringe Zufuhr von Frischkost nachteilig, ebenso – besonders beim Leber-, Galle-, Magen-, Darmempfindlichen – die

Empfehlung von Vollrohrzucker, Sirup, Säften und gekochtem Obst.

Die Ablehnung der Nachtschattengewächse ist unverständlich. Die Begründungen sind nicht ausreichend und basieren auf am Kranken nicht belegten Vermutungen. Hier wurden mittelalterliche Vorstellungen übernommen, die die Nachtschattengewächse, als aus dem „Reich des Schattens“ (aus dem Land der Heiden) kommend ablehnten.

Viele Anhänger Rudolf Steiners begründen den Kochprozess damit, dass die Nahrung durch einen Wärmeprozess hindurchgehen müsse. Dabei handelt es sich um ein Missverständnis, da kein für den Menschen in Frage kommendes Lebensmittel in der Kälte entstehen kann. Insofern ist es richtig, dass die Nahrung durch einen Wärmeprozess hindurch muss. Dies bedeutet aber keineswegs, dass die Lebensmittel erhitzt werden müssen. Auch die Vorstellung, dass die Speisen durch den Kochprozess „aufgeschlossen“ würden, ist nicht anwendbar, solange nicht präzise definiert wird, was unter dem Begriff „aufgeschlossen“ verstanden wird.

Die Theorie, dass Verzehr von Frischkost zu viel Energien bzw. Kräfte der Verdauungsorgane verbrauche, ist unhaltbar, zumal wir heute wissen, dass die Verdauung der Speisen durch Erhitzungsprozesse infolge der Zerstörung von Vitaminen und anderen Vitalstoffen erschwert wird. Die Verdauung von Frischkost ist leichter als diejenige gekochter Nahrung, was ja unter anderem auch an der Verweildauer im Magen und in den übrigen Verdauungsorganen erkennbar ist.

Befremdlich ist, dass es anthroposophische Kochbücher gibt, die sich auf persönliche Beratung Rudolf Steiners berufen, jedoch gewöhnlichen raffinierten Zucker und Auszugsmehl in großen Mengen verwenden.

In Kürze wurde dargestellt, was heute allgemein unter anthroposophischer Ernährung verstanden wird. Wie weit die Aussagen der Nachfolger Steiners von seinen eigenen abweichen und hineininterpretiert werden, kann nur durch Heranziehen von Steiners Werken geklärt werden. Viele Auslegungen seiner Anhänger findet man in seinen Schriften nicht bestätigt.

Rudolf Steiner widmete sich intensiv zahlreichen Fragen des Menschheitsgeschehens. Wesentliches hinterließ er auch über die „soziale Frage“. Geistesleben, Rechtsleben, Wirtschaftsleben sind nach Steiner die drei Glieder des sozialen Organismus. Dass man sie nicht trennt und durcheinander in einen „modernen“ Einheitsstaat zwängt, muss nach Steiner zu Katastrophen führen. Ohne Frage hat er damit recht. Der Beweis wird in unserer Zeit täglich angetreten.

Diabetes-Diät

An der Geschichte der Diabetesbehandlung kann man wie an keiner anderen Krankheit den ständigen Wechsel, die Irrungen und Wirrungen der jeweiligen medizinischen Lehrmeinung ablesen. Man könnte sie im wahrsten Sinne des Wortes als „Rein in die Kartoffeln, raus aus den Kartoffeln" bezeichnen.

Von der Einschränkung der Kohlenhydrate über den Fettentzug bis hin zur freien Kostwahl und der Empfehlung von tierischem Eiweiß gehen wahllos die Phasen der Beratung.

Die derzeitige Lehrmeinung sieht eine Einschränkung der Kohlenhydrate vor, eine Reduzierung der Fette, eine Empfehlung von tierischem Eiweiß. Gerade die Überfütterung mit tierischem Eiweiß ist es jedoch, die zu den gefürchteten Spätschäden beim Diabetiker führt – nicht, wie fälschlich angenommen wird, der erhöhte Blutzucker.

Beim Diabetes handelt es sich um eine klassische ernährungsbedingte Zivilisationskrankheit, hervorgerufen durch den Verzehr raffinierter Kohlenhydrate. In medizinischen Fachbüchern findet sich vielfach noch die Aussage, die Ursache des Diabetes sei ein Mangel an Insulin. Der Insulinmangel ist natürlich nicht die Ursache, sondern lediglich ein Symptom der Krankheit, deren Ursache in der vorausgegangenen Fehlernährung liegt. Demzufolge sind in der Ernährung strikt zu meiden: Auszugsmehle und alle daraus hergestellten Produkte, alle Fabrikzuckerarten – auch isolierter Fruchtzucker, alle Fabrikfette (Margarinen, raffinierte Öle).

Infolge der Kohlenhydratstoffwechselstörung können auch Störungen im Fett- und Eiweißstoffwechsel auftreten. Eine Entlastung des Gesamtstoffwechsels durch eine ausreichende Zufuhr biologischer Wirkstoffe, wie sie in naturbelassenen Lebensmitteln vorhanden sind, ist daher dringend notwendig.

Besonders nachteilig ist die Verordnung von sechs, sieben und oftmals noch mehr Mahlzeiten am Tag. Ganz abgesehen davon, dass der Patient dadurch in eine zeitliche Versklavung hineingedrängt wird, dass er immer unter dem Druck steht, die Zeit der Nahrungsaufnahme ja nicht zu verpassen, entsprechen so häufige Mahlzeiten nicht den physiologischen Abläufen. Der Magen ist schließlich ein „Vorratsbehälter", den die Natur nicht nur als Verdauungsorgan für die Nährstoffe vorgesehen hat, sondern auch als Reservoir. Sonst wäre der Mensch ja gezwungen, ständig Nahrung zuzuführen, in dem Maße, wie der Magen die aufgenommene Nahrung abgibt. Seltenere Mahlzeiten bringen nur Vorteile. Sie bedeuten durch sinnvolle Pausen zwischen den Mahlzeiten eine Entlastung des Pankreas (Bauchspeicheldrüse), während die häufigen Mahlzeiten es nie zur Ruhe kommen lassen. Drei Mahlzeiten, zu denen sich der Diabetiker jeweils sattessen sollte, sind für die meisten Patienten ausreichend. Natürlich hat auch hier – wie in jedem anderen Fall – die individuelle Beratung Vorrang. Auch für Kinder, die ja ständig in Bewegung sind und Energie verbrauchen, gelten andere Empfehlungen.

Die üblichen Ratschläge, die der Arzt den Vorstellungen der etablierten Medizin entsprechend möglichst bequem und einheitlich (vom Abreißblock) erteilen sollte, sehen eine erlaubte Eiweiß-, Kohlenhydrat- und Fettmenge nach Diät-Uhr vor. Folgender Zeitplan wurde einer derartigen Empfehlung entnommen:

7.00 Uhr	1. Frühstück
9.30 Uhr	2. Frühstück
12.30 Uhr	Mittagessen
15.30 Uhr	Nachmittagsmahlzeit
19.00 Uhr	Abendessen
21.00 Uhr	späte Abendmahlzeit

Die gleichzeitig dem Patienten ausgehändigte Austauschtabelle ist nicht frei von Produktwerbung (zum Beispiel aus dem Hause Maizena) und empfiehlt von Weißbrot, Mondamin, poliertem Reis über Kartoffelknödel (fast) alles, was das Herz begehrt.

Zusammenfassung

Die „klassische" Ernährungsempfehlung für Diabetiker ist immer noch an den Ernährungsempfehlungen der überholten kalorisch ausgerichteten Ernährungsphysiologie orientiert. Man differenziert nicht – der modernen Ernährungslehre entsprechend – zwischen naturbelassenen und raffinierten Fetten, ebensowenig zwischen dem Wert von Vollkornprodukten und denen aus Auszugsmehl. Die Empfehlungen üblicher Art sind insgesamt untauglich, da sie pauschal erteilt werden. Gerade der Diabetiker braucht aber, abgesehen von einer vitalstoffreichen Vollwertkost, eine für ihn passende individuelle Einstellung.

Dringende Forderung ist also nicht nur die Vermeidung der raffinierten Kohlenhydrate, sondern auch die Einschränkung bzw. Vermeidung von tierischem Eiweiß.

Die Fette sollen naturbelassen sein (Butter, Sahne,

kaltgepresste unraffinierte Öle). Dazu kommt ein relativ großer Frischkostanteil. Zu häufige Mahlzeiten sind zu vermeiden.

Näheres in „Diabetes und seine biologische Behandlung", emu-Verlag.

Xaver-Mayr-Kur

Der österreichische Arzt Xaver Mayr (1875 – 1965) meinte, ernährungsbedingte Zivilisationskrankheiten ließen sich besonders an Bauchform und Haltung der Patienten erkennen und erklären. Diese mechanischen Formveränderungen waren für ihn Ursachen der ernährungsbedingten Krankheiten. Er sah die Folgen weniger in der chemischen Veränderung und Denaturierung der Kost, als in der mechanischen Veränderung der Bauchform.

Mayr unterschied diverse Bauchformen: Normalbauch, Gasbauch, Spitzbauch, Kotbauch, Gas-Kot-Bauch.

Den Betroffenen verordnete er Fasten- und Diätkuren, die auch als Milch-Semmel-Kuren nach Xaver-Mayr bezeichnet wurden.

Dabei erhält der Patient morgens nüchtern Karlsbader Salz oder Bittersalz zum Abführen.

Zum Frühstück sind altbackene salzlose Brötchen zu essen, die gut gekaut werden sollen, dazu wird schluckweise 1/4 l süße Milch getrunken.

Morgens erhält der Patient außerdem eine Spezialmassage des Bauches.

Mittags wird das gleiche wie morgens gegessen. Abends gibt es mit Honig gesüßten Tee. Dauer der Kur: sieben Tage bis mehrere Wochen.

Die Aufbaukost enthält keine konkreten Vorschläge. Rohkost wird als zu belastend angesehen, ebenso grobe, den Darm angeblich scheuernde Nahrung.

Die Nachfolge von Xaver Mayr trat der Arzt Erich Rauch an. Er entwickelte aus der Mayr-Kur eine „milde Ableitungs-Diät“

Besonders verboten sind dabei:

Bohnenkaffee, Fabrikzucker, Süßigkeiten, Alkohol, fettes oder schwerverdauliches Essen, Schweineprodukte, Rohkost, Obst, Kompotte, Fruchtsäfte, Vollkornspeisen, Nikotin, Medikamente.

Besonders empfohlen werden Milch, Milchprodukte, Sahne, Quark, Käse, zarte (!) gedünstete Gemüse aller Art, Salzkartoffeln, Pellkartoffeln, Eier, zarte Fleisch- und Fischgerichte, leicht verdauliche Getreidearten, Haferflocken, Maisgrieß, Hirse, Reis, altbackenes Gebäck, kaltgepresste Öle, Honig u. a.

Die Übersäuerung des Organismus, in der Folge Verschlackung und Vergiftung, wird betont. Als Ursache dafür werden mangelhaftes Kauen, ein Zuviel an Essen, fehlende Flüssigkeitszufuhr und mangelnde Bewegung angesehen. Nur durch einmal täglich richtiges Schwitzen würde das Ausscheidungsorgan Haut zum Entsäuern gebracht.

Bei der Zusammenstellung der Kost kommt es laut Rauch darauf an, ausgesprochene Basenräuber wie Zucker zu meiden und die wertvollen säureüberschüssigen Nahrungsmittel wie Fleisch, Fisch, Käse, Getreide mit basenüberschüssigen Nahrungsmitteln zu kombinieren.

Zusammenfassung

Gegen eine kurzfristige **Kur** in der propagierten Form ist nichts einzuwenden. Nicht einsehbar ist das Verabreichen von Milch und Semmeln. Eine reine Fastenkur, die die gesamten Verdauungsorgane entlastet, wäre wirkungsvoller.

Milch und Brot zu verabreichen geschieht sicher aus psychologischen Gründen, damit der Patient das Gefühl hat, nicht gänzlich ohne Nahrung auskommen zu müssen.

Anhänger Xaver Mayrs vertreten auch heute immer noch seine Meinung, dass nach 16 Uhr keine Frischkost gegessen werden dürfte, weil sie sich in Alkohol verwandele.

Die Realität ist jedoch, dass Frischkost – egal zu welcher Tages- und Nachtzeit gegessen – sich nicht in Alkohol verwandeln kann.

Das Verbot von Rohkost entspricht vermutlich der Unkenntnis über die richtige Kombination von Speisen und zeigt, dass die Ursachen des Verträglichkeitsproblems und die eigentlichen Ursachen ernährungsbedingter Zivilisationskrankheiten nicht bekannt zu sein scheinen. Als langfristige Dauerernährung ist diese Diät nicht geeignet.

Rotations-Diät

Diese Diät wurde in den 30er Jahren von einem amerikanischen Arzt entwickelt, der sich während seines Studiums aus finanziellen Gründen überwiegend von Eiern ernährte. Daraufhin stellten sich im Laufe der Zeit Beschwerden ein. Als er die Eier wegließ, ging es ihm besser. Nahm er sie wieder zu sich, traten die alten gesundheitlichen Störungen (Halsschmerzen, Kopfschmerzen, Ohrenleiden, Schnupfen) erneut auf.

Heute wird die Rotations-Diät als Hilfe bei sogenannten Nahrungsmittelallergien vorgestellt. Eine Vielzahl von Krankheitssymptomen wird als mögliche Nahrungsmittelallergie gedeutet, wie z. B. epileptische Anfälle, Menstruationsstörungen, zu hoher oder zu niedriger Blutdruck, Colitis ulcerosa u. a. m. Innerhalb einer Woche soll man mit Hilfe der Test-Diät die Nahrungsmittel herausfinden, die vertragen werden oder auf die man allergisch reagiert. Alle Reaktionen sind peinlich genau zu notieren. So soll beispielsweise der Pulsschlag vor dem Essen, vor dem Ende der Mahlzeit, nach 15 Minuten, nach

30 Minuten, nach 1 Stunde und eventuell noch einmal nach 4 Stunden geprüft werden. Wird der Puls deutlich langsamer oder schneller, reagiert der Körper angeblich allergisch auf ein Nahrungsmittel. Auffallende Gewichtszunahme über Nacht wird als allergische Reaktion gedeutet.

Weizen und andere Getreidearten sind nicht erlaubt. Kuhmilch ist durch Sojamilch oder Nussmilch zu ersetzen.

Eier werden durch Sojamehl ersetzt, weißer Zucker gegen braunen Zucker, Sirup und andere Konzentrate ausgetauscht. Statt Hefe kommt Backpulver in Frage. Fleisch und Fisch sind nicht abzulehnen.

Die Diät basiert darauf, dass jedes Nahrungsmittel nur alle 4 bis 7 Tage einmal gegessen wird. Dadurch kann sich angeblich der Körper nicht daran gewöhnen. Alles andere ist erlaubt.

Bei zahlreichen sogenannten allergischen Reaktionen ist die Diät längere Zeit beizubehalten. Es ist dann außerdem zu erwägen, sich von einem Arzt der klinischen Ökologie neutralisieren zu lassen.

Zusammenfassung

Wenn man sich um Krankheitsursachen nicht kümmert, kommt es zu derartigen absurden Empfehlungen. Letztlich wird diesem Spuk über „wissenschaftlich“ wirkende Tests und „Neutralisationsmethoden“, die dazu den Ausführenden noch wirtschaftliche Vorteile bringen, der Nährboden bereitet. Eine Anwendung dieser Methoden ist ein Zeichen dafür, dass der Berater sich mit Krankheitsursachen nicht beschäftigt und diese Lücke durch das primitive Testsystem füllt.

Die praktische Durchführung der Rotations-Diät ist nur für Menschen möglich, die viel Zeit haben, um sich in hypochondrischer Manier beobachten und mit sich selbst beschäftigen zu können.

Vom psychologischen Standpunkt aus besteht beim noch Gesunden die Gefahr, zum Hypochonder zu werden, falls er es noch nicht ist.

Instinkto-Therapie

Bei dieser Ernährungsform handelt es sich um eine von dem Franzosen Claude Burger ausprobierte Diät, bei der nur rohe Lebensmittel aus dem Pflanzen- und Tierreich gegessen werden, die nach dem Instinkt auszuwählen sind. Er stützt sich dabei ursprünglich nicht auf Beobachtungen an tausenden von Menschen, sondern auf kurzfristige Beobachtungen über Stunden an sich selbst, während die ernährungsbedingten Krankheiten doch Forschungen über lange Zeiträume benötigen, da sie erst nach jahrzehntelangen Fehlern entstehen. Der Diabetiker darf bei dieser Diät zum Beispiel unbegrenzt süße Früchte, auch Honig, essen, wenn sein Instinkt ihm dies signalisiert.

Weizen wird von Burger als schädlich angesehen. Er differenziert aber nicht zwischen Vollgetreide und Auszugsmehlen.

Als Ernährung für breite Bevölkerungsschichten, gleichgültig in welchem Erdteil, ist diese Diät nicht praktikabel. Nach Burgers Theorie könnte der Arzt dem Menschen bei jeder ernährungsbedingten Zivilisationskrankheit – gleichgültig ob Diabetes, Hautausschlag, Leberkrankheit, Krebs oder andere – einfach den Rat geben: „Iss nach deinem Instinkt!" Der Arzt würde damit einen Kunstfehler nach dem anderen begehen und mit dem Gesetz in Konflikt kommen.

Man muss unterscheiden zwischen einer Ernährung, die die Entstehung von ernährungsbedingten Zivilisationskrankheiten verhütet und der Behandlung von Krankheiten.

Praktisch bedeutet dies, dass die Instinkto-Therapie lediglich für den Ur-Menschen in Frage kommt, aber nicht für den Menschen, der durch die Zivilisation seinen Instinkt bereits verloren hat. In bestimmten Bereichen mag diese Ernährungsform noch zutreffen. Bietet man etwa einem Kind, dessen Geschmack noch nicht durch Fabriknahrungsmittel verdorben ist, eine Apfelsine oder einen Apfel und künstliche Süßigkeiten an, wird es instinktiv die ihm gut schmeckende Frucht wählen. Aber was macht man mit den Millionen Menschen in den zivilisierten Völkern, die durch den Verzehr industrieller Nahrungsmittel ihren Instinkt bereits verloren haben? Der nicht mehr vorhandene Instinkt ist ja bereits ein Symptom ihrer Krankheit. Dies ist ein wesentlicher Punkt, denn wenn der Instinkt des Kranken verloren gegangen ist, kann man die gesamte Therapie nicht mehr anwenden.

Es ist ohnehin nicht einfach, den Kranken zum Verzehr von Frischkost zu bringen. Er macht es bei ernsten Krankheiten aus Vernunftgründen, weil es ihm verordnet wird, aber nicht aus Instinktgründen.

Burger mag ein hervorragender Musiker sein, aber von physiologischen Abläufen versteht er nichts, wenn er zum Beispiel behauptet, dass durch Kochen der Nahrung deren Moleküle zerstört würden. Moleküle können durch noch so hohe Temperaturen nicht zerstört werden. Es werden jedoch die Vitamine und andere biologische Wirkstoffe in ihrer Wirksamkeit herabgesetzt.

Als hypothetische am Schreibtisch erdachte Phantasieernährung kann man der Instinkto-Therapie nur Bewunderung entgegenbringen, aber praktikabel ist sie nicht – weder beim Gesunden, geschweige denn beim Kranken.

Phosphatfreie Diät nach Hertha Hafer

Die Apothekerin Hertha Hafer behauptete, die an ihrem Adoptivsohn beobachteten hyperaktiven Verhaltensstörungen beruhten auf dem Gehalt an Phosphaten in der Nahrung. Sie schrieb ein Buch mit dem Titel „Die heimliche Droge – Nahrungsphosphat, Ursache für Verhaltensstörungen, Schulversagen und Jugendkriminalität", mit dem sich auch das Bundesgesundheitsamt (BGA) befasste. Das BGA kam zu dem Schluss, dass es keine gesicherten Hinweise für die darin aufgestellten Theorien gebe.

Frau Hafer schreibt, dass nach dem Verzehr bestimmter Nahrungsmittel die Verhaltensweisen ihres Kindes besonders auffällig waren. Phosphat sieht sie als Ursache dieser Verhaltensstörungen an, die auch als Minimale cerebrale Disfunktion (McD), heute meist als ADS (Aufmerksamkeitsdefizitsyndrom), bezeichnet werden.

Diese falsche, wissenschaftlich nicht haltbare Behauptung ist dadurch entstanden, dass bei den Phosphaten nicht unterschieden wird zwischen den künstlichen Zusätzen von anorganischen Phosphaten in Nahrungsmitteln durch die Industrie einerseits und den organischen Verbindungen, z. B. Adenosinmonophosphat (AMP) und Adenosintriphosphat (ATP). Ohne Phosphor kein Leben! Es gibt auch den Spruch „Ohne Phosphor kein Gedanke!“ Phosphor und phosphorsaure Salze (Phosphate) spielen in der Homöopathie, besonders in der Kinderheilkunde, eine wichtige Rolle. Man muss also ganz streng unterscheiden zwischen den künstlich der Nahrung beigesetzten Phosphaten, z. B. in Wurst, und den lebensnotwendigen organischen Phosphorverbindungen, wie sie in natürlichen Lebensmitteln vorkommen.

Die sogenannte Phosphatliga wendet sich gegen die Verwendung schädlicher organischer Phosphate.

Die krankhaften Erscheinungen bei hyperkinetischen Kindern, wie Unruhe, Blässe, Appetitverlust, werden aus einseitiger Sicht mit Phosphaten begründet, während sie in Wirklichkeit der Ausdruck einer Schädigung durch die übliche Zivilisationskost sind.

Verhaltensgestörte Kinder hat es natürlich schon immer gegeben, wenn auch nicht in dem heutigen Ausmaß. Abgesehen vom häuslichen Milieu (Fernsehen, überbeschäftige „nervöse“ Eltern, mangelnde Liebe und Zuwendung) ist die Ernährung zu beachten und auf vitalstoffreiche Vollwertkost umzustellen.

Mit einer Vermeidung von Fabrikzuckerarten, Auszugsmehlen, dem Verzehr von Vollkornprodukten und einem gewissen Anteil Frischkost verschwinden nämlich alle diese krankhaften Erscheinungen, die sonst fälschlicherweise auf das Konto der Phosphate geschrieben werden. Eine gesunde Ernährung enthält automatisch keine künstlichen anorganischen Phosphate. Ihre Heilwirkung beruht aber nicht auf dem Fehlen der Phosphate, sondern auf dem Vitalstoffreichtum.

Die sogenannte Phosphat-Theorie ist wieder ein klassisches Beispiel, wie Teilbetrachtungen aus der chemisch-analytischen Szene zu grundsätzlichen Fehlvorstellungen führen.

*Je hohler ein Schlagzeug ist,
desto mehr Lärm kann man
darauf erzeugen.*

J. B. Priestley

Ernährung nach Jarvis

Der Arzt D. C. Jarvis lebte in Vermont / USA und machte durch die Behandlungsmethoden der Vermonter Volksmedizin von sich reden.

Er gibt an, dass die statistische Lebenserwartung in dem Staat Vermont besonders hoch sei, was er auf die urspüngliche naturverbundene Lebensweise der dortigen Bevölkerung zurückführt.

Von raffinierten Kohlenhydraten in Form von Auszugsmehl und Zucker rät Jarvis ab. Statt Fleisch sollte nach seiner Auffassung mehr Fisch gegessen werden, anstelle von Weizen Mais in jeder Form.

Die Fehler der üblichen zivilisatorischen Kost sieht er hauptsächlich in einem Mangel an Mineralien.

Seine Empfehlungen der Vermonter Volksmedizin basieren im wesentlichen auf dem Rat, täglich 2 Teelöffel Honig und 2 Teelöffel Obstessig in Wasser gemischt zu sich zu nehmen, um dem Körper damit alle notwendigen Mineralien zuzuführen.

Honig wird als Bakterientöter bezeichnet und gegen allerlei Beschwerden eingesetzt, ebenso Obstessig.

Alle Beobachtungen, die Jarvis zum Teil richtig trifft, reduziert er auf die Honig-Obst-Essig-Empfehlung.

Da seine schriftlichen Ausführungen mit der Werbung für verschiedene Firmen und deren Produkte schließen, stellt sich die berechtigte Frage nach der Einflussnahme auf seine ursprünglich sicher gut gemeinten Ratschläge.

Wenn jemand Gesundheit sucht,
frage zuerst, ob er bereit sei,
künftighin die Ursachen der
Krankheit zu meiden,
erst dann darfst du ihm helfen.

SOKRATES

Schnitzer-Kost

Der Zahnarzt J. G. Schnitzer führte in dem Schwarzwalddorf Mönchweiler von 1963–1969 ein aufsehenerregendes Ernährungs-Experiment durch. Als Zahnarzt ging er dabei von Beobachtungen am Gebiss aus. Die Dorfbewohner verzichteten in diesem Zeitraum auf den Verzehr von Fabrikzucker, Auszugsmehlprodukten, Honig und Trockenfrüchten. Der Rückgang von Zahnkaries war signifikant. Dieser Versuch wurde als „Aktion Mönchweiler" bekannt.

Die normale Schnitzerkost entspricht weitgehend einer vitalstoffreichen Vollwertkost. Bei der Schnitzer-Intensivkost handelt es sich um reine, streng durchzuführende Frischkost ohne Milch und Milchprodukte.

Kritik erntete Schnitzer mit der Aussage, Krankheiten mit der Intensivkost heilen zu können, z. B. Diabetes. Kritik erhielt er ebenfalls, weil er die von Bircher-Benner inaugurierte Frischkost als Schnitzer-Intensivkost bezeichnete und damit den Eindruck erweckte, als habe er eine neue Kostform erfunden.

Öl-Eiweiß-Kost nach Budwig

Bei dieser Kostform wird besonderer Wert auf den Verzehr von kaltgepresstem Leinöl mit Quark gelegt. Diese Kombination erklärt sich dadurch, dass Frau Budwig (1908 – 2003) in der Fettforschung tätig war und somit den Fettanteil in der Nahrung in den Vordergrund rückte. Sie empfahl die Öl-Eiweiß-Kost zur Behandlung von Krebs und versprach dabei große Erfolge.

Da die Krebsbehandlung sich nicht auf eine so einfache – strenggenommen unverantwortliche – Formel bringen lässt, blieben selbstverständlich die großen Heilerfolge aus. So erklärt es sich auch, dass die Öl-Eiweiß-Kost nach Budwig heute keine Rolle mehr spielt.

Sonnenkost

Auf der krampfhaften Suche nach neuen Kostformen wurde in alternativen Kreisen der Begriff „Sonnenkost“ geschaffen.

Es handelt sich dabei um reine Frischkost, wie sie Bircher-Benner schon vor mehr als 90 Jahren propagierte. Als zusätzliche Variante wurde bei dieser Sonnenkost ein an der Sonne getrocknetes (nicht gebackenes) Brot angeboten.

Selbstverständlich ist jede Kost eine Sonnenkost, denn ohne Sonne ist kein Leben und Wachstum auf dieser Erde möglich. Der Begriff trifft also für jede Nahrung zu.

Trockenfrüchte, die von vielen Anhängern der sogenannten Sonnenkost mit Vorliebe verzehrt werden, sind besonders für Leber-, Galle-, Magen-, Darm-Empfindliche nicht zu empfehlen. Sie können Unverträglichkeitserscheinungen hervorrufen. Die Vitalstoffe der frischen Frucht gehen auch bei den an der Sonne getrockneten Früchten zum großen Teil verloren.

Da getrocknetem Mehlbrei kaum Geschmack

abzugewinnen ist und reine Frischkost nicht zu einer Welternährung gemacht werden kann, erledigt sich die Sonnenkost-Phase quasi von selbst.

Schaub-Diät

Besonders in der Schweiz machte die Schaub-Diät in den 80er Jahren von sich reden. Frau Schaub gab widersprüchliche Ernährungsempfehlungen in der Form, dass sie beispielsweise von dem Genuss sauer schmeckender Produkte abriet, da dadurch vom Organismus zu viel Calcium ausgeschieden werde, was wiederum zum Abbau der Knochen, zu Infektanfälligkeit, Allergie, Parodontose usw. führe. Beeren, Gemüse und Obst sollten nicht in einer Mahlzeit gegessen werden. Die meisten Beeren und Früchte wurden wegen der „schädlichen Säure“ abgelehnt. Vollgetreide wurde ebenfalls als ungesund bezeichnet, da es den Darm „zerkratze“ und zu Fettleibigkeit, Diabetes, Arteriosklerose und anderen Erkrankungen führe.

Zusammenfassung

Es ist verständlicherweise still geworden um die nichtssagende Schaub-Diät. Sie unterscheidet sich kaum von einer üblichen zivilisatorischen Nahrung und ruft – über längere Zeit angewendet – genau dieselben ernährungsbedingten Zivilisationskrankheiten hervor.

Diät nach Diamond – Fit for Life

Die Amerikaner Harvey und Marilyn Diamond stellen ein vierwöchiges Ernährungsprogramm auf, das auf Gewichtsabnahme ausgerichtet ist. Sie versprechen, dass alle Lieblingsspeisen beibehalten werden dürfen, auch Schokolade, Steaks, Kekse, Bier, Chips usw., raten im weiteren Text aber vom Verzehr ab.

Übergewicht ist nach Diamond durch giftige Schlacken und Abfallprodukte sowie unverdaute Nahrungsrückstände verursacht. In der Folge entstehe eine Übersäuerung im Körper. Die Autoren meinen deshalb, dass eine Befreiung vom Übergewicht nur damit erreicht wird, dass man den Körper von innen „reinigt“ und somit dafür sorgt, dass er nicht mehr „verklebt, verkleistert, verschmutzt, verstopft und zuschlackt“.

Bei der Durchführung der Diät sollen bei der Nahrungsaufnahme die „natürlichen Körperzyklen“ beachtet werden, da der Körper angeblich einem 8-Stunden-Rhythmus unterliege. Demnach erfolgt die Nahrungsaufnahme von 12 Uhr mittags bis 8 Uhr abends, die Ausnutzung von 8 Uhr abends bis 4 Uhr morgens, die Ausscheidung von 4 Uhr morgens bis 12 Uhr mittags. In der Ausscheidungsphase darf nur Obst gegessen oder/und Saft getrunken werden.

Wesentlicher Punkt dieser Diät ist die Zufuhr einer Nahrung „mit hohem Wassergehalt". Mindestens 70 % sollten täglich als Rohkost gegessen werden – das meiste davon als Obst –, die restlichen 30 % dürfen „konzentrierte Nahrungsmittel" sein: Brot, Getreide, Fleisch, Milchprodukte usw.

Weiterhin ist die richtige Lebensmittelkombination zu beachten, also Eiweiß und Stärke nicht zur gleichen Zeit, auch nicht zwei verschiedene Eiweiß- oder Stärkegerichte zusammen verzehren. Es soll überwiegend „lebendige Nahrung" gegessen werden, aber insgesamt nicht zu viel.

Als Getränk kommt bei Durst dampfdestilliertes Wasser in Frage.

Zusammenfassung

Neuigkeiten aus Amerika werden meistens kritiklos und ungeprüft als Allheilmittel übernommen. So auch das Ernährungsprogramm von Diamond. Dies hängt sicher mit der typisch deutschen Art zusammen, amerikanische Lebensweisen geradezu anzubeten.

Diamonds Programm ist ausschließlich auf Gewichtsabnahme ausgerichtet. Nach seinen Ausführungen wird Übergewicht durch „Gifte und Schlacken“ hervorgerufen. Übergewicht sieht er als Ursache einer Krankheit an, es ist jedoch Symptom einer Fehlernährung.

Der unbefangene Leser erkennt diese Zusammenhänge nicht und meint, wenn er abnimmt, sei ihm volle Gesundheit garantiert. Demnach wären ja alle schlanken Menschen kerngesund. Dies ist natürlich ein verhängnisvoller Irrtum. Nur so erklärt es sich aber, dass viele Menschen dem Schlankheitswahn verfallen und jede Diät, die Gewichtsabnahme verspricht, mitmachen.

Das Diätprogramm von Diamond sieht täglich mindestens 70 % Frischkost vor. Jeder 3. Tag ist als reiner Rohkosttag bzw. Obsttag eingeplant. Gegen vielseitig zusammengestellte Frischkost ist nichts einzuwenden. Säfte und Obst werden jedoch bei dieser Diät einseitig und mit unhaltbaren Begründungen in den Vordergrund gestellt.

Der unbefangene Leser greift diese Vorschläge gern auf, weil es bequemer ist, Obst – das ja nicht zubereitet werden muss – zu essen, als beispielsweise einen Frischkornbrei zuzubereiten. Gemüse,

Getreide und andere Lebensmittel mit ihrer Vielzahl an wichtigen biologischen Wirkstoffen, die nicht ausreichend im Obst enthalten sind, kommen dabei zu kurz.

Nach Diamond kommen „Säfte dem Wert der ganzen Nahrung am nächsten“, weil sie deren „flüssiger Extrakt“ sind. Säfte sind jedoch Teilnahrungsmittel, denen wichtige Bestandteile der ganzen Frucht fehlen. Besonders beim Leber-, Galle-, Magen-, Darm- und Bauchspeicheldrüsenkranken können sie Unverträglichkeiten hervorrufen. Da er dies nicht weiß, beschuldigt er meist das Falsche (s. S. 195 ff. „Das Verträglichkeitsproblem“).

Die Begründungen Diamonds für seine Wunderdiät können insgesamt nur als „schrecklich“ bezeichnet werden. Schrecklich daran ist, dass Richtiges mit Falschem so gemischt wird, dass der Laie dies nicht erkennen kann und dadurch in eine verhängnisvolle Fehlernährung hineinschliddert, deren Folgen sich erst nach geraumer Zeit bemerkbar machen.

Das Festlegen der Nahrungsaufnahme auf angeblich „natürliche Körperzyklen“, die einem bestimmten „ 8-Stunden-Rhythmus“ unterliegen sollen, ist unhaltbar. Man stelle sich doch den Schöpfer nicht so primitiv vor, dass er die Nahrungsaufnahme nach der Uhr von 12.00 – 20.00 Uhr vorgesehen hat. Er hat sich die Freiheit herausgenommen, verschiedene

Menschentypen zu schaffen, zum Beispiel den Morgenmenschen oder den Abendmenschen, aber auch den Menschen, bei dem diese Eigenschaften nicht so ausgeprägt sind. Der eine kann den Tag nicht recht beginnen, bevor er nicht etwas Handfestes gegessen hat, weil er sich sonst „flau" fühlt, der andere mag erst mittags etwas zu sich nehmen. Es handelt sich um reine Spekulationen, wenn Diamond von vorgesehenen „Körperzyklen" spricht, die durch individuelle Essgewohnheiten durcheinander gebracht würden. Ebenso unsinnig ist die Behauptung, bei allen Menschen existiere eine einheitliche „Ausscheidungsphase", nämlich von 4.00 Uhr früh bis 12.00 Uhr mittags. Wenn man morgens isst, werden die Speisen selbstverständlich morgens verdaut. Isst man abends oder nachts, erfolgt die Verdauung abends oder nachts. Eine Einteilung nach einem bestimmten Schema ist reine Theorie und im Schöpfungsplan nicht vorgesehen.

Falsch ist ebenfalls die Vorstellung Diamonds, der Magen sei das Hauptverdauungsorgan. Er könne aber nur **eine** konzentrierte Nahrung gleichzeitig verdauen. Der Eiweißanteil der Nahrung zersetze sich im Magen durch Fäulnis. Richtig ist dagegen, dass der Magen lediglich ein Sammelbehälter ist, der es uns ermöglicht, auf Vorrat zu essen. Die Hauptverdauungsarbeit findet im Dünndarm statt, nicht im Magen. Der Magen verdaut lediglich Eiweiß durch Absonderung von Pepsin und Salzsäurelösung. Eiweiß zersetzt sich natürlich nicht durch Fäulnis, sondern wird in die einzelnen Aminosäuren zerlegt. Nur im Dickdarm kommt es durch entsprechende Bakterien zu Fäulnisvorgängen. Natürlich wird die Verdauung der Kohlenhydrate durch die vorausgegangene Beimischung des Speichels im Mund im Magen nicht unterbrochen, sondern auch dort im entsprechenden Milieu fortgesetzt.

Ebenfalls falsch ist die Behauptung, Obst könne man deshalb unbegrenzt zu sich nehmen, weil es keine besonderen Verdauungssäfte benötitige. Da Obst Eiweiß, Fett und Kohlenhydrate enthält, außerdem biologische Wirkstoffe, braucht es natürlich auch die entsprechenden Verdauungssäfte. Es kann sich nicht im luftleeren Raum auflösen. Der Fettsüchtige merkt dies recht bald, wenn er zwischen den Mahlzeiten „nur" Obst isst. Es geht dann nämlich mit seiner Gewichtsabnahme nicht voran, weil die kranke Fettzelle die angebotene Nahrung, die ihr über den Stoffwechsel zugeführt wird, wieder als Fett speichert.

Die Begriffe „Gifte",„Schlacken", „Zuschlacken", „Schmutz" im Zusammenhang mit physiologischen Abläufen im Organismus zu benutzen, ist falsch. Wie heißen diese Schlacken und der Schmutz? Die hochentwickelte Medizin verfügt über zahlreiche diagnostische Möglichkeiten, so dass es ein Leichtes wäre, „Schmutz“ und „Schlacken“ ausfindig zu machen und zu benennen. Es gibt sie nämlich nicht.

Die Heilsversprechungen, Obstverzehr schütze beispielsweise vor bestimmten Herzkrankheiten, sind verantwortungslos und als übler Werbetrick einzuordnen.

Da die Übersäuerungstheorie immer dann herhalten muss, wenn man über die echten Krankheitsursachen nichts weiß, findet man diese Behauptung natürlich auch bei Diamond. Näheres zu „Übersäuerung“ auf S. 190 ff.

Die Krone dieser Diät ist die Empfehlung, destilliertes Wasser zu trinken, weil es frei von krankmachenden anorganischen Mineralstoffen sei. Diese Mineralien verbinden sich angeblich mit Cholesterin und „schlagen sich als Plaques in den Arterien nieder“. Natürlich sind in Mineralwässern anorganische Mineralien enthalten, aber in einem viel geringeren Maße als in Lebensmitteln. Diese Mineralien (Natrium, Kalium, Calcium, Magnesium, Phosphor, Eisen u. a. m.) sind lebensnotwendig. Sie machen weder krank, noch „schlagen sie sich in den Arterien nieder“. Sie verbinden sich auch nicht mit Cholesterin, wie Diamond behauptet. Bei diesen Aussagen handelt es sich um reine Phantasiegebilde, die im

Widerspruch stehen zu den wirklichen Abläufen im Stoffwechsel. Wer an diesen Vorgängen näher interessiert ist, mag mein Buch „Zucker, Zucker …“ gründlich studieren. Mineralien sind immer anorganischer Natur und bleiben es, auch wenn sie in Organe eingelagert sind. So bleibt z. B. das Eisen im Hämoglobin der roten Blutkörperchen immer Eisen, also anorganisch.

Das Trinken von destilliertem Wasser ist grundsätzlich abzulehnen. Wasser ist ein Lebenselement. Destillieren stellt einen entwertenden Eingriff in ein ganzheitliches Lebensmittel dar, das dann nur noch auf der Stufe der „toten“ Konserven oder gar der Präparate einzuordnen ist, wenn man „Die Ordnung unserer Nahrung“ nach Prof. Kollath zugrunde legt.

Den Vorteil des destillierten Wassers genießen lediglich Hersteller und Vertrieb durch Verkauf teurer Destilliergeräte. Auch der Verkauf von Entsaftern erfährt Aufschwung durch Diamonds Empfehlungen. Wenn dieses Geschäft dann noch getarnt befürwortet wird durch einen Verein, der sich „Lebenskunde“ nennt, ist die Irreführung des Lesers komplett gelungen.

Als kurzfristige Kur ist gegen die Diät nach Diamond nichts einzuwenden. Als Dauerkostform für alle Menschen und für lange Zeit ist dringend davon abzuraten, da es zwangsläufig zu Mangelerscheinungen kommen muss. Sie ist nicht imstande, ernährungsbedingte Zivilisationskrankheiten zu verhüten oder zu bessern.

Man stelle sich außerdem einmal praktisch und plastisch vor, ganze Völker würden sich diesen Normen unterwerfen und sich in die Zwangsjacke des 8-Stunden-Rhythmus pressen lassen. Wo bliebe dann die Unbefangenheit und die Freiheit, die das Leben eigentlich froh und lebenswert macht?

Die Diamond-Diät ist genauso negativ zu bewerten wie die zahllosen Schlankheitsmittel, die in Form von Pillen, Pulvern, Suppen und anderen Präparaten in Apotheken, Drogerien und Großmärkten angepriesen werden. Schlankheit um jeden Preis wird gleichgesetzt mit Gesundheit. Ins Kriminelle gehen Empfehlungen von sogenannten Ernährungswissenschaftlern, die diese makabren Praktiken in der Werbung unterstützen und nicht davor zurückschrecken, sogar für Kinder (auch Kleinkinder) Appetitzügler zu empfehlen. Das angepriesene Füllmaterial macht satt und trimmt Mamas Liebling schlank. Wie es um die Gesundheit bestellt ist, schert die sauberen Ratgeber nicht. Für Spätschäden sind sie nicht zuständig.

Diät nach Wandmaker

Willst du gesund sein? Vergiss den Kochtopf

Mit diesem Titel wird bereits signalisiert, dass reine Frischkost als Idealkost für alle Menschen durchgeführt werden sollte. Besonderen Wert legt auch Wandmaker (1917 – 2007) auf überwiegenden Obstverzehr. Brot wird als „Todeskost“ bezeichnet. Getreideverzehr sei die Ursache (fast) aller Krankheiten und führe zu Verschleimung und Verkleisterung. Als Getränk wird dampfdestilliertes Wasser empfohlen.

Zusammenfassung

Wandmaker war kein Arzt, sondern Besitzer von Supermärkten. Seine Ausführungen sind von Fehlern, Unlogik, Fanatismus und wirtschaftlichen Interessen geprägt. Er differenziert nicht einmal zwischen Auszugsmehl und Vollkornmehl. Brot als „Todeskost“ zu bezeichnen, ist ungeheuerlich, da doch das Getreide seit Jahrtausenden die Nahrungsbasis vieler Völker ist. Seine Werbung für dampfdestilliertes Wasser und teure Dampfdestilliergeräte beleben das Geschäft mit der Angst. Da er selbst – trotz strikter Einhaltung der von ihm aufgestellten Ernährungsforderungen – schwer ernährungsbedingt erkrankte, möchten wir mit Rücksicht auf seine Person von weiterer Kritik absehen.

Übersäuerung

Da immer wieder – besonders von Laien – die angebliche Übersäuerung des Körpers als Ursache für die ernährungsbedingten Zivilisationskrankheiten genannt wird (leider benutzen auch manche Ärzte diesen verwaschenen Begriff), möchte ich darauf etwas näher eingehen.

Es stellt eine unerlaubte Vereinfachung dar, die komplizierten chemischen Abläufe im menschlichen lebendigen Organismus auf das einfache Denkschema „Säuren und Basen" zurückführen zu wollen. Etwa gleichbedeutend wäre im moralischen Bereich die Vereinfachung auf die Begriffe „gut" oder „böse".

Aber selbst dieser Vergleich hinkt noch, denn chemische Abläufe im Lebendigen verlaufen nicht zwischen den Polen sauer und basisch (= alkalisch). Wenn man diese komplizierten Vorgänge in ein vereinfachtes Denkschema pressen will, wäre es sinnvoller, sie in aufbauende und abbauende Prozesse einzuteilen. Aber auch diese Bezeichnungen könnten der vielseitigen Natur nicht im entferntesten gerecht werden.

Zunächst ist es vom wissenschaftlichen Standpunkt aus nicht möglich, überhaupt von Übersäuerung des Organismus zu sprechen, da man differenzieren müsste, ob man das Gewebe meint, das Blut, den Urin oder den Speichel. Hat z. B. das Blut einen niedrigen pH-Gehalt, d. h. ist das Blut etwas nach der sauren Seite hin verschoben, so findet man entsprechend das Gewebe alkalischer, d. h. den pH-Gehalt etwas höher, also nach der Basenseite verschoben. Andererseits kann man aus einem sauren Urin nicht darauf schließen, dass entweder das Gewebe oder das Blut sauer ist, sondern man kann auch den gegenteiligen Schluss daraus ziehen, dass der Organismus in der Lage ist, die Säuren auszuscheiden, und dass deshalb im Körper weniger Säuren sind. Dasselbe gilt für den Speichel.

Wir haben im Organismus ein Puffersystem, also sehr spezifische Reaktionsabläufe, das sehr wohl in der Lage ist, den pH-Wert im Körper konstant zu halten. Die chemischen Stoffwechselvorgänge in Pflanzen, Tieren und den Menschen werden in erster Linie von Enzymen gesteuert. Dabei handelt es sich um katalytische Vorgänge. In den einzelnen Zellen der verschiedenen Körperorgane laufen die chemischen Prozesse in einem Milieu von gleichbleibendem pH ab, das nicht einmal sauer, dann wieder basisch ist. Bestimmte chemische Vorgänge im intermediären Stoffwechsel sind an ganz bestimmte pH-Werte gebunden, die immer konstant gehalten werden. Dazu stehen dem Organismus sehr effiziente Regulationsmechanismen zur Verfügung, welche diese Konstanz bewerkstelligen und garantieren. Diese Vorgänge sind gleichbedeutend mit Leben und Gesundheit. Ein Abweichen von dieser Norm ist mit dem Leben nicht vereinbar.

Vielleicht könnte nun jemand annehmen, dass bei einer Harnsäurevermehrung im Blut, wie es z. B. bei einer Gicht der Fall ist, das Blut insgesamt nach der sauren Seite verschoben sei. Aber auch dies ist nicht der Fall. Die Harnsäuremengen im menschlichen Serum sind außerordentlich gering, normalerweise 2 – 4 Milligramm (1 mg = 1/1000 g!) auf 100 Milliliter Blutserum (2 – 4 mg%). Wenn nun bei einer Krankheit der Harnsäuregehalt im Serum bis auf das Vierfache – also stark erhöht ist, handelt es sich immer noch um so winzige Mengen an Harnsäure, dass dadurch der Gesamtsäuregehalt des Blutes nicht im geringsten verändert wird.

So sind zum Beispiel im Kohlenhydratstoffwechsel die Abbaustufen genauestens bekannt:

Brenztraubensäure
Phosphoressigsäure
Oxalessigsäure

Acetessigsäure
Zitronensäure
Oxalbernsteinsäure
α-Ketoglutarsäure bis zum Endprodukt
Kohlensäure.

Ein weiteres Missverständnis liegt in falschen Schlussfolgerungen aus den wissenschaftlichen Forschungsergebnissen von Ragnar Berg (1873 – 1956), der bekanntlich die Nahrungsmittel in basen- bzw. säureüberschüssige einteilte. Es ist aber nicht so, dass man dies daran erkennen kann, ob ein Nahrungsmittel sauer schmeckt oder nicht. So kann z. B. saures Obst stark basenüberschüssig sein, obwohl es Obstsäuren enthält. Fleisch dagegen, das nicht sauer schmeckt, ist stark säurebildend. Gemüse ist basenüberschüssig, aber an sich nicht alkalisch.

Die Heilwirkung der Frischkost, wie sie als erster Bircher-Benner erkannt hat, beruht nicht auf dem Basenüberschuss, sondern darauf, dass sie noch eine lebendige Nahrung ist, die sämtliche biologischen Wirkstoffe (Vitalstoffe) in einem richtigen Verhältnis enthält.

Nicht Übersäuerung ist es also, sondern ein Mangel an bestimmten biologischen Wirkstoffen über lange Zeit, der für die Entstehung der ernährungsbedingen Zivilisationskrankheiten verantwortlich ist. Bei Kenntnis dieser wissenschaftlich gesicherten Fakten ist es nicht angebracht, mit Spekulationen über eine unhaltbare Übersäuerungstheorie das mangelnde Wissen auszufüllen.

Das Verträglichkeitsproblem

In meiner Sprechstunde erlebe ich immer wieder, dass das Problem der Verträglichkeit der Haupteinwand gegen eine Änderung der Ernährungsgewohnheiten und gegen die Durchführung einer gesünderen Ernährung ist. Kaum ist die Empfehlung, Graubrot und Weißbrot gegen Vollkornbrot einzutauschen, ausgesprochen, kommt wie aus der Pistole geschossen der Einwand: „Ja – aber das vertrage ich nicht!"

Damit hat der Patient insofern recht, als die Umstellung von einer bisher bürgerlichen Zivilisationskost auf eine vitalstoffreiche Vollwertkost tatsächlich Probleme der Verträglichkeit aufwirft. Praktisch wirkt sich dies so aus, dass man in einer Kostform nicht die einzelnen Nahrungsmittel einfach ändern kann, ohne die **gesamte Kostform** dazu passend zu machen. Als praktisches Beispiel eignet sich hier besonders das Vollkornbrot bzw. Vollkornprodukte. Sie werden im Rahmen einer bürgerlichen Kost, die mit Fabrikzucker gesüßte Speisen enthält (gewöhnlicher weißer Zucker, brauner Zucker,

Fruchtzucker, Milchzucker, Malzzucker, Traubenzucker, sog. Vollrohrzucker, Ahornsirup, Melasse und andere Siruparten, Apfeldicksaft, Birnendicksaft, Frutilose u. a. m.) nicht vertragen.

Beim Übergang von Auszugsmehlprodukten auf Vollkornprodukte ist daher für alle Patienten, die an Erkrankungen der Verdauungsorgane leiden – also Magen, Leber, Galle, Darm, Bauchspeicheldrüse –, eine Vermeidung aller Speisen, die mit diesen Zuckerarten gesüßt sind, notwendig. Wird dies nicht beachtet, treten Unverträglichkeitserscheinungen auf, die sich in Völlegefühl, Unpässlichkeiten, Blähungen, Übelkeit oder auch Darmspasmen und Störungen der Darmentleerung äußern können. Um solchen Beschwerden vorzubeugen oder sie abzustellen, ist also beim Übergang auf eine vitalstoffreiche Vollwertkost, die sowohl Vollkornprodukte wie auch Frischkost enthält, die Vermeidung aller Fabrikzuckerkonzentrate unerlässlich. Wenn dann später der Patient wieder mit süßen Speisen beginnt, stellt er fest, dass es diese Süßigkeiten sind, die die Unverträglichkeit hervorrufen und nicht die Vollkornprodukte, die Frischkost und das rohe Obst.

Aus Gründen der Verträglichkeit sind auch das gekochte und eingemachte Obst und Säfte aus Obst und Gemüse zu vermeiden, gleichgültig, ob selbst frisch gepresst oder Fertigsäfte. Alle sogenannten

Nahrungsmittel – Süßigkeiten und mit Fabrikzucker gesüßte Speisen, gekochtes Obst, Säfte aus Obst und Gemüse – werden zwar selbst gut vertragen, rufen aber die erwähnten Unverträglichkeitserscheinungen hervor, wenn die Kostform auch Vollkornprodukte und Frischkost enthält.

Bei dem Verträglichkeitsproblem spielt also die Kombination der Speisen eine wichtige Rolle.

Neben den Fabrikzuckerarten, Säften und gekochtem Obst sind aber auch Genussmittel wie Bohnenkaffee und andere Drogen Störenfriede. Beim Empfindlichen kann auch Honig Störungen hervorrufen.

Die Zahl der Menschen ist groß, die wegen Beschwerden von Seiten der Verdauungsorgane auf eine einseitige Diät ausweichen, während sie durch Weglassen des Bohnenkaffees, des schwarzen Tees, durch Vermeiden des Rauchens, durch Weglassen der Säfte, des gekochten Obstes und der Fabrikzuckerarten rasch ihre Beschwerden verlieren könnten und keine besondere Diät nötig hätten.

Man könnte die Ernährung, die aus zahlreichen verschiedenen Nahrungsmitteln besteht, auch mit einem Orchester vergleichen, das sich aus verschiedenen Spielern zusammensetzt. Wenn innerhalb dieses Orchesters nur **einer** falsch spielt, so ist das ganze Konzert verdorben.

Ähnlich ist es mit einem Speiseplan. Wenn ein Nahrungsmittel nicht dazu passt, ist das ganze Konzert der Speisenzusammenstellung gestört.

In zahlreichen Krankheitsfällen genügt allein die Beachtung dieser wenigen Punkte, um die Beschwerden vollkommen zum Verschwinden zu bringen.

Bei diesen Behauptungen handelt es sich nicht um Spekulationen, sondern um exakte wissenschaftliche Fakten. Während meiner klinischen Tätigkeit im Krankenhaus Eben-Ezer in Lemgo (1945 – 1974) beobachtete ich über 15 Jahre an mehr als 4000 Patienten dieses Geschehen. Dabei stellte ich eindeutig fest, dass bei der Entstehung und Unterhaltung dieses Teufelskreises „Unverträglichkeit" der Fabrikzucker die entscheidende Rolle spielt. Dieselben Erfahrungen wurden zusätzlich an zehntausenden ambulanten Patienten und bis 1990 in weiteren biologischen Krankenhäusern, die unter meiner ärztlichen Leitung standen, bestätigt.

Wird dieser Grundsatz der richtigen Kombination der Speisen nicht beachtet, scheitert die Durchführung einer vollwertigen Kost aus den genannten Gründen.

Dazu kommt, dass heute der Begriff „Vollwertkost" oder „Vollwerternährung" strapaziert wird. Uninformierte Laien, sogenannte Ernährungswissenschaftler, vereinzelt auch Ärzte geben Empfehlungen, die weder im praktischen noch klinischen Bereich am Patienten geprüft wurden. Krankenhäuser „stellen auf Vollwertkost“ um – auf das, was sie darunter zu verstehen meinen – , lassen es aber beispielsweise zu, dass die Patienten Bohnenkaffee, Kuchen, Säfte, Kompott und andere Störenfriede zusätzlich erhalten. Größtenteils geschieht dies aus Unkenntnis, bringt aber eine vollwertige und aus Gesundheitsgründen notwendige bessere Ernährung in Verruf. Ohne gründliche Aufklärung und Information über diese Zusammenhänge ist eine derartige Aktion ein sträfliches Unterfangen. Der Patient wird nach seiner Entlassung schwerlich für einen nochmaligen Versuch einer Umstellung auf eine „vitalstoffreiche Vollwertkost“ zu gewinnen sein. Gesundheit ist und bleibt ein Informationsproblem.

An der fehlenden Durchsetzung dieser von mir gemachten Erfahrung ist auch die Profilierungssucht einiger „Ernährungsvertreter“ nicht ganz unschuldig. Man mag nicht gelten lassen, was der „Außenseiter Bruker“ da entdeckt hat. Der Besuch eines Professors i. R. bestätigt dies erst kürzlich wieder: „Hätte ich mich auf Bruker berufen, wäre der Daumen für meine Karriere sofort nach unten gegangen“. Benachteiligt sind wieder einmal die Patienten.

Die Ich-Diäten

Zahlreiche Diäten, Sonderkostformen und Systeme wurden am Anfang des Buches erwähnt, aber nicht näher erläutert, einige haben wir gar nicht genannt.

Die Auswahl der besprochenen Ernährungsprogramme und Diäten sollte deutlich machen, dass es nur eine richtige Ernährungsform gibt, nämlich die vom Schöpfer vorgesehene natürliche Ernährung, die der große Ernährungsforscher Kollath in dem einfachen und treffenden Satz zusammenfasste: „Lasst die Nahrung so natürlich wie möglich!"

Je kränker der Mensch ist, um so mehr muss er Gewicht auf das Wort „natürlich" legen, je gesunder er noch ist, um so eher darf er den Zusatz „wie möglich" großzügig auffassen.

Der Kranke gewinnt jedoch mit „Halbundhalb", wie Bircher-Benner es drastisch ausdrückte, gar nichts.

Nachdem Bircher-Benner bereits vor mehr als 100 Jahren auf die Unhaltbarkeit der Kalorienlehre und auf den Wert der Frischkost als Heilkost verwiesen hat, wird diese nun plötzlich von vielen neu entdeckt und als eigene Erfindung auf den Markt geworfen oder gar als Welternährung empfohlen. An Letzterem mag man schon die Engstirnigkeit einiger Vertreter erkennen, die jede Toleranz und Berücksichtigung des Individuums vermissen lässt. Gerade „in der Beschränkung zeigt sich der Meister".

Viele Kuriositäten, die sich auf dem Ernährungssektor tummeln, möchten wir als „Ich-Diäten" bezeichnen. Das Motiv für diese Ich-Diäten ist sehr häufig auch eine Profilierungssucht, um berühmt zu werden. Darunter ist die Ernährung zu verstehen, die Einzelne an sich entdecken und erproben und nun am liebsten weltweit verbreiten möchten. Die Presse ist voll davon. Hier einige Kostproben (Name geändert):

„Ich aß täglich fünf harte Eier, reichlich Schinken und Spargel, abends Heringssalat mit einigen Blättern grünem Salat, 100 g Weißbrot und 10 g Diät-Margarine. Damit nahm ich, Emilia XYZ, in 4 Wochen 6 Kilogramm ab."

Emilia empfahl diese Diät allen Übergewichtigen auf dieser Welt. Sie ging als Emilia-Diät in die Literatur ein.

Cäcilie bevorzugte täglich 1 kg Tomaten aus Israel, über den Tag verteilt, morgens zwei Tassen Bohnenkaffee, abends getoastetes Weißbrot mit magerem Schinken. „Ich, Cäcilie, halte diese Diät, um überflüssige Pfunde zu verlieren. Ich habe die Diät an mir ausprobiert, sie entspricht den wissenschaftlichen Vorstellungen einer kalorienarmen Diät. Ich habe mich dabei wohlgefühlt und halte deshalb diese Cäcilien-Diät für sehr geeignet für alle, die eine schlanke Körperform erzielen möchten."

Ottomar hat Rinderbraten, garniert mit Zucchini, als besonders wirkungsvoll für sich erprobt. Aufgrund diffuser Lektüre weist er auf den Vitamin-B-12-Gehalt des Fleisches hin. Als Kohlenhydrat erlaubt er sich morgens eine halbe Scheibe Vollkornbrot, bestrichen mit Margarine der Firma XY-Halbfett, belegt mit Gurkenscheiben und einem halben Ei. Auch er schreibt: „Ich habe diese Ernährung nach wissenschaftlichen Gesichtspunkten zusammengestellt und habe großen Erfolg damit erzielt. Ich empfehle diese Ottomar-Diät allen Menschen, die durch falsche Ernährung ihrer Gesundheit geschadet haben. Da ich damit an mir gute Erfahrungen gemacht habe, eignet sich diese Diät für alle Menschen, die eine Diät nötig haben."

Diese kleine Auswahl von **Ich**-Diäten soll dazu anregen, dass jeder seine persönlichen Erfahrungen mit kalorienreduzierten Diäten nach seinem Geschmack und seinen Vorstellungen, „wissenschaftlich verbrämt" ausprobiert, aber hoffentlich die Bescheidenheit behält, sie nur in seinen vier Wänden durchzuführen ... denn merke: **Wer Diät isst, wird krank!**

Wir brauchen ein neues Denken. Die Einbeziehung ganzheitlicher Aspekte ist unerlässlich

In der naturwissenschaftlichen Medizin findet man eine Summe von angehäuftem Wissen, aber keine Weisheit mehr. Der kalifornische Dominikaner Matthew Fox äußert sich dazu wie folgt:

> „Weisheit verlangt nach einer Kosmologie, nach einem Bezug zum Ganzen, nach einer Heilung des Ganzen, wo es gebrochen ist, und einer Leidenschaft für das Ganze.
>
> Universität war ursprünglich eine Stätte, wo man den eigenen Platz im Universum erfahren und somit Weisheit finden wollte. Aufgrund des Newtonschen Paradigmas hängen wir heute einer Mentalität der Aufsplitterung an. Jeder Ausbildungsbereich – Soziologie, Psychologie, Naturwissenschaften, Künste, Mathematik, Geschichte, Religion – wird einfach als ein Teil angesehen. Es wird jedoch kein Versuch gemacht, zu integrieren und das Ganze, die Weisheit, zu verstehen. Ziel der Bildung ist nicht mehr, Weisheit zu erlangen, sondern einen Job zu finden."

Wenn wir im Bereich der Medizin zukunftsorientiert handeln wollen, müssen wir begreifen lernen, dass das Wissen durch Weisheit ergänzt werden muss. Ganz unerlässlich ist es dabei, ganzheitliche Aspekte, die Beachtung der Schöpfungsgesetze, mit einzubeziehen.

Dass es überhaupt zur Spaltung in Geisteswissenschaften und Naturwissenschaften kommen konnte, hat seine Anfänge im 17. Jahrhundert, der Zeit der großen Entdeckungen, Forschungen und der Genies. Vor rund 300 Jahren begann das Zeitalter der materialistischen Wissenschaft. Religion wurde allmählich zur Privatsache, die sogenannte Wissenschaft nach und nach der Wegbereiter der alles beherrschenden Technik.

Gab es früher noch Ärzte, die den Menschen als Leib-Seele-Einheit sahen und verstanden, wurde nun unmerklich aber stetig der Weg geebnet für das heutige Spezialistentum.

Wir brauchen in allen Bereichen, nicht nur in der Medizin, eine neue (alte) Art des Denkens. Der wahre Arzt, der sich als Helfer und Heiler verstehen sollte, hat auch die Aufgabe, im Patienten die Liebe und Anerkennung zur Schöpfung zu wecken.

Wenn der Kranke zum Beispiel begreift, dass er bereits im einfachen Bereich der täglichen Nahrung die Schöpfungsgesetze bisher nicht anerkannte (aus Unkenntnis hielt er beispielsweise Fabriknahrungsmittel bisher für besser als Naturprodukte), wird ihm während der Behandlung (Behandlung = an die Hand und in die Hand nehmen, an der Hand führen) allmählich auch klar, welche Punkte in seiner übrigen Lebensauffassung, in seinem Weltbild, der Korrektur bedürfen.

Hier liegt die schwierige und zugleich schöne Aufgabe des Arztes, dem Patienten ganzheitliche Wege zur Gesundheit zu zeigen, die auch sein Inneres, seine Seele, und nicht nur den Verstand anrühren. Dies bedeutet, den Patienten zu neuen Erkenntnissen zu führen, ohne ihm Schuld zuzuweisen.

Schuld und Ursache

Beim Kranken spielt Angst eine große Rolle. Es ist ja die Angst vor Krankheit, die ihn umtreibt und somit auch immer wieder nach besseren und neueren Diät, Kost- und Lebensformen suchen lässt.

Angst ist immer ein Mangel an Vertrauen, oft einhergehend mit Schuldgefühlen.

Dabei ist wichtig, dass Schuld und Ursache nicht verwechselt werden. Bei einer ursächlichen Heilbehandlung ist der Arzt gefordert, den Patienten auf die Ursachen seiner Krankheit hinzuweisen.

Nach Aufklärung darüber kommt es häufig zu der Entgegnung seitens des Patienten: „Dann bin ich ja an meiner Krankheit selber schuld."

Dies wäre richtig, wenn er tatsächlich gewusst hätte, dass sein Verhalten, zum Beispiel der Verzehr von Fabrikzucker oder die Einhaltung skurriler Diäten, Krankheiten erzeugt. Hier liegt aber ein schweres Versäumnis der Schulmedizin vor, dass sie solche Zusammenhänge – beispielsweise zwischen Fehlernährung und daraus resultierenden Krankheiten – nicht ausreichend lehrt.

Dieses Versäumnis führt zu einer großen Zahl von Erkrankungen, deren Ursache dem Patienten nicht bewusst ist. Es ist also nicht berechtigt, dem Kranken hier Schuld zuzuweisen.

Wenn man Schuld sucht, so müsste man sie denjenigen zuweisen, die solche krankmachenden Nahrungsmittel herstellen. Aber bei genauer Betrachtung muss man feststellen, dass den Herstellern von gesundheitsschädlichen Produkten die Tragweite ihres Handelns oft nicht ausreichend bewusst ist.

Weist man Produzenten auf diese Zusammenhänge hin, ziehen sie sich auf die Erklärung zurück, dass es aus wirtschaftlichen Gründen unmöglich sei, die eingerichteten Gewerbebetriebe umzugestalten oder aufzulösen, dass aber außerdem genügend Begründungen aus den Reihen der sogenannten wissenschaftlichen Medizin die Produktionsweise rechtfertige.

Auf diese Kette von Verflechtungen wird an dieser Stelle hingewiesen, um zu zeigen, wie schwierig es in der Wirklichkeit ist, Schuld zu vermeiden.

Für den einzelnen gilt jedoch, dass er die Möglichkeit hat, sein Verhalten zu ändern, wenn er die Zusammenhänge erkannt hat und wenn er sich dadurch mit Schuld belädt.

Hier liegt auch der tiefere Grund, weshalb viele Patienten sich – allerdings meist unbewusst – sträuben, auf Krankheitsursachen hingewiesen zu werden. Sie spüren genau, dass das Wissen um die eigentliche Ursache ihrer Erkrankung zugleich die Verpflichtung enthält, die Fehler, wenn sie ihnen bewusst gemacht wurden, abzustellen.

Diese Beispiele sollen lediglich deutlich machen, dass Schuld voraussetzt, dass dem Schuldigen die Tragweite seiner Handlungen voll bewusst ist, er also genau weiß, dass er sich schuldig macht und trotzdem entsprechend (falsch) handelt.

Ähnlich liegt es auch mit Schuldzuweisungen im psychologischen Bereich bei Partnern. Die Schwierigkeit wird häufig erst ganz deutlich, wenn bei Ehescheidungen die Lösung der Schuldfrage ansteht. Auch hier zeigt sich, dass die Lösung des Problems sich oft nicht auf Schuld zurückführen lässt, sondern sich auf der Ebene der Ursache abspielt.

Besonders schwierig wird es natürlich in allen Fällen, in denen der einzelne in Abhängigkeit von Drogen geraten ist. Oft ist schwer zu entscheiden, ob zum Beispiel eine Partnerschaft in die Brüche geht, weil einer von beiden trinkt, oder ob einer trinkt, weil die Beziehung in die Brüche gegangen ist.

Aus dem Gesagten geht hervor, wie schwierig es ist, jemanden in seiner Verhaltensweise schuldig zu sprechen, wenn man nicht **alle** Faktoren, die zu dem Verhalten geführt haben, mit einbezieht.

Wie oft stand ich als Arzt vor dem Problem, dem Kranken klarzumachen, dass er sich in Wirklichkeit nicht schuldig gemacht hat, sondern dass er lediglich falsch handelte, weil ihm bestimme Zusammenhänge nicht ausreichend bewusst waren. Ich hatte also die Aufgabe, die Schuldfrage auf ein reines Ursachenproblem zurückzuführen.

Das Thema Schuld kann nicht abgeschlossen werden, ohne unsere westlichen Kirchen zu erwähnen, die ihre Gläubigen seit Jahrhunderten an der Kandare halten, indem sie moralisierend von Schuld und Sühne sprechen, besonders was die Sexualität betrifft.

Weil die Patienten in ihrer Not beim Pfarrer keine Antwort mehr finden – er hat ja meistens auch nur das übernommen und beibehalten, was ihm engstirnig gepredigt wurde – suchen sie ihr Heil beim Psychotherapeuten, in Selbsthilfegruppen, weil Magen oder Galle nicht mehr „funktionieren" in einer Diätberatung, manchmal auch in manipulierenden Sekten, die noch mehr in die Irre und Not führen.

„Der kosmische Christus wird traurig, wenn das Mysterium und die Mystik der Sexualität auf das Moralisieren über Geschlechtsakte reduziert wird ... Eine anthropozentrische Religion hat uns sehr wenig Gutes über die Sexualität zu erzählen, die doch eine besondere Gabe des Kosmos ist ... Sollte ich die Botschaft über die Sexualität, die ich während meiner 45 Lebensjahre von meiner Religion empfangen habe, in einem Wort zusammenfassen, so würde ich sagen: *Bedauern.*" (Matthew Fox)

Ein weiteres Beispiel, das die Haltung und Autorität der Kirche in diesen Fragen deutlich aufzeigt, ist die Entziehung der Lehrerlaubnis des theologischen Priesters Eugen Drewermann. Er wurde der katholischen Kirche zum Ärgernis, weil er sich mit der überholten Moraltheologie nicht identifizieren kann. Er verurteilt nicht im Namen der Kirche, sondern verzeiht. Und gerade dies wird ihm von oberster Stelle nicht verziehen. Wer sich intensiv mit Drewermanns Büchern, Vorträgen und Schriften befasst hat, ist geneigt, ihn als Prophet des 20. Jahrhunderts zu bezeichnen. „Die Menschheit von morgen ist eine einzige Menschheit, und sie wird nur eine Religion verstehen und aufnehmen, die zeigt, wie man integral mit der Natur ringsum lebt, zwischen den Kulturen und im Menschen selber" (Eugen Drewermann).

Ohne Beachtung der Schöpfungsgesetze gibt es keine Wende in der Medizin

Jede Krankheit signalisiert dem Patienten, dass in seinem bisherigen Leben etwas falsch gelaufen sein muss. Sie bietet dem Kranken die Möglichkeit des Neubeginns. Im Griechischen bedeutet das Wort „Krise" Entscheidung. Der Patient hat durch seine Krankheit die Gelegenheit, aus den Fehlern der Vergangenheit zu lernen, neue Entscheidungen zu treffen. Hier ist der Arzt wichtiger Helfer.

Solange die Verantwortung für den Patienten in der Hand von Medizinern liegt, die die Schöpfungsgesetze nicht in ihre tägliche Arbeit einbeziehen, wird sich an der Krise in der Medizin nichts ändern.

Zur Beachtung dieser Gesetzmäßigkeiten gehört die Leidensfähigkeit, das Mitempfinden mit dem Patienten, mit allen Geschöpfen. Es gehört ebenfalls der Umgang mit dem Sterbenden dazu, die Begleitung durch den Arzt auf diesem schweren letzten Weg. Es wäre gut, wenn im Ausbildungsprogramm der Ärzte diese Aspekte Berücksichtigung fänden. Bei einer rein chemisch-analytischen Betrachtungsweise, die sich hauptsächlich mit Diagnostik und Therapie befasst, kommt das Kapitel Leidensfähigkeit und Barmherzigkeit zu kurz. Am Seziertisch lässt es sich nicht erlernen, sondern nur im täglichen Gespräch und Umgang mit den Betroffenen. Mitgefühl kann nur entstehen, wenn der Arzt sich mit dem Patienten auf dieselbe Stufe stellt. Es gilt daher besonders für uns Ärzte, unsere Aufgabe, die wir den Mitmenschen gegenüber haben, neu zu überdenken, um diese alten Weisheiten und Empfindungen zu ringen und sie letztlich als Gnade dankbar zu empfangen.

„Warum bin ich krank?" „Warum bin gerade ich krank?" „Warum gerade jetzt?" „Warum werde ich so hart mit Krankheit bestraft?" „Was habe ich getan? Ich möchte so gesund sein wie die anderen."

Wissen wir Ärzte auf diese oder ähnliche Fragen und Klagen unserer Patienten überhaupt eine ausreichende und zufriedenstellende Antwort?

Der Markt wird heute überschwemmt mit Literatur und Seminarangeboten, die mit **der** perfekten Lösung und **dem** Ausweg aus der Krise werben.

Die Aussage eines bekannten Autors, dass eine der häufigsten Formen, Macht auszuüben, in der heutigen Zeit die Krankheit sei (gemeint ist Machtausübung durch den Kranken), zeigt, wie wenig Erfahrung über den Umgang mit dem in Not befindlichen Menschen bei diesem Verfasser vorzuliegen scheint. Auf dieser Ebene dürfen, können und werden wir **den** Weg nicht finden.

Auch wenn es vereinzelt Patienten geben mag, die den Eindruck erwecken, Macht auszuüben, den Partner, die Familie oder Bekannte zu beherrschen, zu tyrannisieren, ist dies doch ein Zeichen, dass der „Hilferuf" gehört und ernst genommen werden muss, der Patient an/in die Hand genommen und geführt werden sollte.

Grundsätzlich ist es so, dass kranke Menschen, die den Arzt aufsuchen, Menschen in Not sind. Der wirklich Gesunde, der die Schöpfungsgesetze achtet und beachtet, braucht keinen Arzt.

Im Laufe meiner nun über sechs Jahrzehnte währenden ärztlichen Tätigkeit kamen (und kommen immer noch) Menschen, deren Lebens- und Krankengeschichte oftmals der Irrfahrt des Odysseus gleicht. Von Handauflegen über Diäten, Wunderkuren bis hin zu verstümmelnden unnötigen Operationen haben sie alles über sich ergehen lassen, in der Hoffnung, Hilfe zu erhalten. Für den Arzt ist es bitter, erkennen zu müssen, dass viele Leiden hätten verhütet werden können, dass der Patient im Grunde

Jahrzehnte früher unter Einbeziehung der Krankheitsursachen hätte behandelt werden müssen, dass er streng genommen für eine Heilung im ganzheitlichen Sinne sehr spät kommt.

Entscheidend ist die erste Unterredung mit dem Kranken. Gelingt es, ihn zu motivieren und ihm die entsprechenden Erkenntnisse zu vermitteln, so dass er bereit ist, sein wahres Wesen, so wie die Schöpfung es gemeint hat, zu entdecken, ist (fast alles) gewonnen. Es gilt in der ärztlichen Tätigkeit, diesen göttlichen Funken, der in jedem Lebewesen steckt, zu wecken. Dabei darf nicht übersehen werden, dass ein guter Arzt auch zugleich Seelsorger und Psychotherapeut ist, der sich durch diese Fähigkeiten vom Mediziner unterscheidet. Auch das ist ein Kapitel, das in der ärztlichen Ausbildung heute noch weitgehend fehlt. Ich möchte an dieser Stelle C. G. Jung zitieren:

> „Die Medizin fühlt ... eine starke Abneigung gegenüber allen Symptomen psychischer Natur – entweder ist der Körper krank, oder es fehlt einem überhaupt nichts. Und wenn man nicht beweisen kann, daß der Körper tatsächlich krank ist, so liegt es eben daran, daß unsere jetzigen Mittel es dem Arzt noch nicht ermöglichen, die wahre Natur der unzweifelhaft organischen Störungen zu finden."

Über das heutige Medizinstudium möchte ich manchmal die Überschrift setzen: „Alles ist machbar!“ Und das ist eben der große Irrtum, der zu dem berechtigten Ausspruch von der „Krise in der Medizin“ führt.

Jeder Patient ist wie ein aufgeschlagenes Buch. Dies gilt es zu begreifen. Wir Ärzte müssen wieder lernen, darin zu lesen, die Lebensgeschiche des Kranken zu entziffern, seine Ängste, Beschwerden, Wünsche, Hoffnungen richtig zu erkennen und zu deuten. Wir dürfen nicht vergessen, den Patienten auf diesem Weg mitzunehmen, uns auf dieselbe Stufe mit ihm zu stellen. Es wird niemals ein vertrauensvolles Patienten-Arzt-Verhältnis entstehen, wenn der Arzt im Inneren der Überzeugung ist, er sei „der Studierte“, der alles weiß und der Patient habe dankbar zu sein für die ihm erteilten Ratschläge. Eine gute Beziehung zwischen Krankem und Arzt, ein Sich-Öffnen des Patienten, ist ein Geschenk, das wir immer wieder nur mit Staunen und Dankbarkeit annehmen dürfen.

Jede Krankheit hat Ursachen, aber auch ihren tieferen Sinn. Ein wichtiger Sinn liegt darin **zu erkennen,** dass die Krankheit Ursachen hat und dass der Patient in seinem Leben etwas ändern muss und kann. Er wird durch die Krankheit gewarnt. Sie ist ein Protest der Natur und weist darauf hin, dass er im bisherigen Leben etwas falsch gemacht hat.

Auch wenn Patienten eindeutig funktionelle Störungen haben, denen eine unbewältigte Lebensproblematik zugrunde liegt, erkläre ich zunächst einmal die Zusammenhänge einer richtigen Ernährung und empfehle deren Durchführung. Dies wird oft von „Experten" belächelt, hat aber seine Berechtigung. Zum einen ist damit noch einmal eine Bestätigung meiner Diagnose gegeben – in diesem Fall „lebensbedingte Erkrankung" –, denn trotz richtiger Nahrung verschwinden die Symptome nicht. Zum anderen beugt der Patient mit einer vitalstoffreichen Vollwertkost ernährungsbedingten Zivilisationskrankheiten vor. Als „Nebenprodukt" zeigt sich oft, dass lästige Beschwerden, deretwegen er meine Sprechstunde aber nicht aufgesucht hat – z. B. Stuhlverstopfung –, wie „von selbst" verschwinden. Außerdem hat der Kranke das Gefühl, dass er aktiv in das Geschehen einbezogen wird. Er kann selbst etwas zu seiner Gesundung beitragen und ist nicht länger die leidende „Randfigur", die nur zu erdulden hat.

Der ganzheitliche Arzt hat in jedem Fall die Pflicht, ihn auch auf diese Zusammenhänge hinzuweisen. Geradezu primitiv mutet es an, das Geschehen im Menschen, seine Nöte und Beschwerden, mit simplen „Diäten", wie sie von Laien, Ernährungswissenschaftlern, aber auch von manchen Ärzten vorgeschlagen werden, kurieren zu wollen, ohne die große Linie ganzheitlicher Betrachtung und Behandlung zu berücksichtigen.

Es ist außerdem dringliche Aufgabe des Arztes, dem Leben des Patienten wieder einen Sinn zu geben, den er oftmals nicht mehr erkennen kann, weil eine lange, ihm sinnlos erscheinende Leidenszeit hinter ihm liegt. Hier ist der Arzt in seiner ganzen Persönlichkeit gefordert. Das heißt, dass auch der Arzt bereit sein muss, den Patienten in sein Inneres, seine Seele, schauen zu lassen. Ich habe einmal in einem Vortrag gesagt: „Es ist kein rechter Arzt, der seinen Patienten nicht vor Gott geführt hat." Damit meine ich, dass der Patient seinen Platz im großen Schöpfungsplan wiederfinden und erkennen muss, dass seine Aufgabe darin besteht, dem Nächsten – und somit dem Leben – auf seine Weise zu dienen.

Hier können wir Ärzte nur demütige Helfer sein. Die endgültige „Heilung an Leib und Seele" liegt nicht bei uns.

Tipps für eine vitalstoffreiche Vollwertkost

– praktisch erprobt –

Woran erkennen Sie ein gutes Vollwert-Kochbuch?

Dieser kleine Anhang soll nur eine Hilfestellung für denjenigen sein, der sich in der „Übergangsphase" zur Vollwertkost befindet. Es gibt zahlreiche Kochbücher auf dem Markt, in denen Sie viele Rezeptvorschläge finden. Gute und „echte" Vollwertkochbücher erkennen Sie daran, dass in den Rezepten keinerlei Fabrikzuckerarten verwendet werden. Gerade in „alternativen" Rezeptvorschlägen werden zur Abrundung bei Frischkost, Soßen und Gebäcken gern Ahornsirup, Vollrohrzucker und andere Zuckerkonzentrate genommen. Derartige Bücher dürfen Sie getrost beiseite legen. Sie enthalten meistens auch noch andere nicht-vollwertige Tipps und Zutaten, beispielsweise Sojapräparate.

Zu den Fabrikzuckerarten zählen:
gewöhnlicher weißer Zucker, brauner Zucker, Fruchtzucker, Traubenzucker, Milchzucker, Malzzucker, sogenannter Vollrohrzucker, Melasse, Sirupe jeder Art, Ahornsirup, Apfeldicksaft, Birnendicksaft, Sucanat, Ur-Süße, Ur-Zucker, Rapadura, Demerara, Panelista, Frutilose, Maltrodextrin, Reismalz, Gerstenmalz, Glucosesirup, Mascov(b)ado u. a. m.

... also rundum alle konzentrierten Zuckerarten, die käuflich zu erwerben sind.

Beim Leber-, Galle-, Magen-, Darmempfindlichen genügt oft schon **eine** Messerspitze voll, um Beschwerden hervorzurufen, dies muss leider immer wieder gesagt werden.

Sie werden dieses Buch vergeblich nach Kalorientabellen und Wochen- oder Monatsprogrammen durchblättern. Dies ist kein Versäumnis, sondern geschieht mit voller Absicht, denn Tabellen sagen nichts über Vorgänge im lebendigen Bereich aus. Speisepläne für mehrere Wochen engen Sie in Ihrer Entscheidungsfreiheit unnötig ein. Die Natur macht aber keine einengenden Vorschriften. Sie reguliert natürliche (und auch unnatürliche) Verhaltensweisen ohne Zwang mit der ihr eigenen Konsequenz.

Lasst die Nahrung so natürlich wie möglich!
Dieser Satz zieht sich wie ein roter Faden durch das ganze Buch.

Je mehr Sie ihn beachten, um so mehr ist Ihnen Gesundheit garantiert – sofern es sich um ernährungsbedingte Folgen handelt.

Bei einer vitalstoffreichen Vollwertkost können Sie daher essen, was, wie und wann Sie wollen, wenn Sie die Grundregel beachten:

Weitgehende Vermeidung fabrikatorisch bearbeiteter Nahrungsmittel.
Es ist vollkommen gleichgültig, ob Sie morgens, mittags oder nachts essen. Richten Sie sich nach Ihrem Typ. Sind Sie ein Morgenmuffel, der noch nichts runterbringt, wenn er aufgestanden ist, essen Sie eben dann, wenn Sie Hunger haben. Und umgekehrt. Sind Sie ein Frühaufsteher, der schon um 6.00 Uhr Appetit auf ein deftiges Brot hat, brauchen Sie sich ebenfalls keinen Zwang anzutun.

Je gesünder Sie sind, um so großzügiger können Sie bei der Zubereitung der Speisen vorgehen – durchaus auch mal von den vollwertigen Grundsätzen abweichen, ohne gleich das Gefühl zu haben, zu „sündigen“! Bei der Entstehung der ernährungsbedingten Zivilisationskrankheiten darf man kurzfristigen Fehlern nicht so viel Gewicht beimessen, sondern muss die damit verbundene langfristige Entwicklung sehen ... Fehler, die über Jahrzehnte ständig wiederholt und zur täglichen Gewohnheit werden. Der Zeitfaktor ist entscheidend.

Je kränker Sie sind, um so genauer sollten Sie sich an die bewährten Ratschläge halten. Mit Halbundhalb erreicht man sonst nicht den gewünschten Erfolg.

Jeder kann also selbst festlegen, wie hoch er den Wert seiner Gesundheit einschätzt und dementsprechende Richtlinien beachten.

Frischkost ist „in"

Haben Sie gemerkt, wie sehr sich die Speisepläne in der Gastronomie gewandelt haben? Frischkost ist „in". Man findet in fast jedem guten Restaurant den „Salat des Hauses" mit oft erstaunlich vielseitigen und frischen Zutaten. Was in der vitalstoffreichen Vollwertkost seit Jahrzehnten als selbstverständlich gilt, wird nun allgemein „neu" entdeckt.

Mindestens ein Drittel der täglichen Nahrung sollte als Frischkost, also unerhitzt, vom Noch-Gesunden verzehrt werden.

Je kränker Sie sind, um so größer sollte der Frischkostanteil sein – bis hin zur reinen Frischkost. Auch dem Gesunden schadet es nichts, wenn er gelegentlich mal einen Frischkosttag einlegt. Außerdem spart er Strom und Zeit, wenn die Küche kalt bleibt.

Und Fleisch?

Diese Frage ist nicht mit ja oder nein zu beantworten, ohne sich auch um die Begründungen zu bemühen. Fleisch hat ursprünglich, als es in Maßen verzehrt wurde (das Wort „Sonntagsbraten" ist vielleicht manchen Lesern noch ein Begriff), nicht zur Entstehung der heutigen ernährungsbedingten Zivilisationskrankheiten beigetragen. Erst der unmäßige ständig steigende Konsum seit etwa 100 Jahren führte zu den Spätschäden, die von Prof. Lothar Wendt (1907–1989) als „Eiweißspeicherkrankheiten" bezeichnet werden.

Bei bestimmten Erkrankungen – zum Beispiel Rheuma, Arteriosklerose, Infektanfälligkeit, Hautkrankheiten, Asthma, andere allergische Reaktionen – muss das tierische Eiweiß ohnehin eingeschränkt oder, je nach Befinden, strikt gemieden werden.

Das ist die eine Komponente. Bei dem Verzehr von Tieren kommen wir aber auch an der ethischen Frage nicht vorbei. Ist der Mensch ein Tieresser? Mit

Sicherheit nicht. Die Ausführungen von Pythagoras und Plutarch (s. Seite 51 f. und 53 f.) sind bereits deutlich genug.

Dieselbe Strecke Landes, welche als Wiese, d. h. als Viehfutter, zehn Menschen durch das Fleisch der darauf gemästeten Tiere aus zweiter Hand ernährt, vermag, mit Hirse, Erbsen, Linsen und Gerste bebaut, hundert Menschen zu erhalten und zu ernähren.

Alexander von Humboldt

Sie möchten abnehmen?

Kein Problem. Sie dürfen sich dreimal täglich rundum satt essen – natürlich vollwertig mit großem Frischkostanteil. Zwischenmahlzeiten – auch in Form von „nur“ Obst – sind jedoch zu vermeiden! Gerade in diesen Pausen „zehren“ Sie an den angefutterten Polstern. Wenn immer wieder Nachschub angeboten wird, füllt sich die kranke Fettzelle!

Falls Sie nach Ihren Vorstellungen nicht schnell genug abnehmen, sollten Sie den Frischkostanteil vergrößern – bis hin zu reiner Frischkost.

… und noch eins, sparen Sie nicht mit naturbelassenen Fetten. Fett macht nämlich nicht fett! Naturbelassene Fette, wie Butter und sogenannte kaltgepresste Öle, müssen es allerdings sein. Keine minderwertigen gewöhnlichen Fabrikfette! Keinerlei Margarine! Auch nicht die „gute Halbfett-Butter". Wenn Sie genau wissen möchten, wie Margarine hergestellt wird, lesen Sie unbedingt das Buch „Cholesterin – der lebensnotwendige Stoff".* Sie essen danach nie mehr Margarine oder gewöhnliche Öle.

Damit der gestörte Fettstoffwechsel wieder reibungslos funktionieren kann, sind gerade naturbelassene Fette mit den wichtigen fettlöslichen Vitaminen und ungesättigten Fettsäuren notwendig.

Vier Dinge braucht der Mensch ...

Als grobe Ernährungsfaustregel gilt:

Vier Dinge sollten Sie meiden

- Auszugsmehle und Produkte daraus
- alle Fabrikzuckerarten
- Fabrikfette, also Margarinen und raffinierte Öle
- Säfte und gekochtes Obst, wenn Sie im Magen-Darm-Bereich empfindlich sind.

* emu-Verlag

Vier Dinge sollten Sie essen

- täglich ein Frischkorngericht
- täglich Frischkost
- Vollkornbrot, Vollkornprodukte
- naturbelassene Fette, also Butter, Sahne, naturbelassene unraffinierte Öle.

Tierisches Eiweiß in Form von Fleisch, Wurst, Milch, Joghurt, Quark, Käse, Fisch und Eiern einschränken bzw. je nach Gesundheitszustand – meiden.

Alles andere ist erlaubt.

Frischkornbrei nach Prof. Kollath

Da unzählige Variationen über Frischkornmüsli, Frischkornbrei und andere Frischkorngerichte im Umlauf sind, hier das Originalrezept, das garantiert jedem bekommt.

Milch, Sauermilch, Sojamilch, Quark und andere Zutaten gehören **nicht** in den **Frisch**kornbrei. Das Hinzufügen von Trockenfrüchten ist eine Unsitte geworden. Das Gericht heißt Frischkornbrei, weil die Zutaten **frisch** sein sollen. Vermeiden Sie darin also Trockenfrüchte. Wenn wir schon Grundlegendes ändern, dann aber richtig ... Fehler haben wir ja alle über lange Jahre zur Genüge gemacht.

Mit der Zubereitung dieser leckeren Speise führen Sie sich alle notwendigen biologischen Wirkstoffe zu.

Die beliebteste und wohl bekannteste Zubereitungsart ist der **Frischkornbrei nach Kollath.** Er wird aus einer einzelnen Getreideart oder einer Mischung von Roggen und Weizen hergestellt. Es kann auch Weizen, Roggen, Hafer, Gerste, Hirse gemischt werden. Von dieser Mischung werden 3 Esslöffel durch eine Kaffeemühle oder Getreidemühle grob geschrotet. Das Mahlen muss jedesmal frisch vor der Zubereitung vorgenommen werden. Nicht auf Vorrat mahlen!

Das gemahlene Getreide wird mit ungekochtem, kaltem Leitungswasser zu einem Brei gerührt und mehrere Stunden (bis zu 12) stehengelassen. Die Wassermenge wird so berechnet, dass nach der Quellung nichts weggegossen zu werden braucht. Nach 5 – 12 Stunden wird dieser Brei genussfähig gemacht durch Zusatz von frischem Obst (je nach Jahreszeit), Zitronensaft, 1 Teelöffel Honig (nur manchmal; regelmäßig Honig kann Karies erzeugen), 1 – 2 Esslöffel Sahne, geriebenen Nüssen, nach Art des Bircher-Benner-Müslis.

Solange verfügbar, sollte man immer einen Apfel hineinreiben und sogleich untermischen. Der geriebene Apfel macht den Frischkornbrei besonders luftig und wohlschmeckend.

Frischkost wird vor der warmen Mahlzeit gegessen

Es spielt keine Rolle, ob Sie Mohrrüben, Radieschen, Gurken, Tomaten, Avocados, Rettich, Kohlrabi und andere Gemüsearten im Stück verzehren oder als Salat anmachen. Entscheiden Sie bitte so, wie Sie Zeit haben und wie es Ihnen am besten schmeckt. Kinder essen viel lieber das „ganze" Gemüse als zerkleinerten Salat, bei dem oft die Zutaten nicht mehr zu erkennen sind. Viele Erwachsene übrigens auch. Dagegen ist nichts einzuwenden. Manche Gemüsesorten schmecken aber angemacht besser. Zum Beispiel Rote Bete. Wenn Sie sie bisher nicht mochten, weil sie Ihnen zu „erdig" schmeckte, reiben Sie sie mal sehr fein und setzen etwas Zitronensaft oder etwas Essig oder saure Sahne zu. Natürlich auch Öl, außerdem einen fein geriebenen Apfel und Sauerkraut, eventuell Apfelsinenstückchen ... schon ist das Ganze eine Delikatesse geworden.

Hier noch einige Anregungen für Salate:

Feldsalat, Endivien, Blattsalat: Öl, Essig, sehr fein geschnittene Zwiebeln, Pfeffer, verschiedene frische Kräuter.

Gurke: immer mit der Schale verwenden, in Scheiben oder Würfel schneiden, Essig, Öl, 1 Messerspitze Honig, Dill, frisch gemahlener schwarzer Pfeffer

Blumenkohl: fein gerieben, mit süßer Sahne, geriebenen Nüssen, Öl oder fein gerieben, mit saurer Sahne, Öl, Curry, frischen Kräutern
Sellerie: fein reiben, mit Zitronensaft beträufeln, süße Sahne, halbierte Weintrauben und gewürfelte Birnen unterheben
Rotkohl: sehr fein schneiden, mit gewürfelten Apfelsinenstückchen, grob geraffelten Äpfeln, Bananen, Walnüssen, fein gewürfelte Zwiebeln, weißem Pfeffer, etwas Kräutersalz und Öl mischen
Rettich/Radieschen: feine Scheiben, gehackte Petersilie oder Schnittlauch, fein geschnittene Zwiebeln, Essig, Öl, Pfeffer
Sauerkraut: gewürfelte Äpfel, fein geschnittene Zwiebeln, Öl, eventuell Kümmel. Abwechslung auch mit geraffelten Mohrrüben, sehr fein geschnittenem Lauch.

Auch der Suppen-Fan kommt bei vitalstoffreicher Vollwertkost auf seine Kosten.

Von der sommerlichen Früchte-Kaltschale bis zum deftigen Paprikaeintopf oder einer Pfeffersuppe ist alles möglich und erlaubt.

Aufläufe, warme Gerichte, Bratlinge, leckere Kartoffelspeisen ... alles das, was man allgemein als

Hauptgericht bezeichnet, hat in der Vollwertküche seinen Platz.

Sparen Sie nicht mit Gewürzen! Vollwertkost ist keine Diät, die fade schmeckt. Gewürze machen nicht krank und sind auch dem Magen-Darm-Empfindlichen ausdrücklich erlaubt, weil sie dic Verdauungssäfte anregen.
Nachspeisen, Eis, Konfekt, Kleingebäck, Torten, Brötchen, Brot ... ebenfalls kein Problem.

Wenn Sie noch ungeübt sind, schreiben Sie uns. Wir helfen Ihnen gern weiter. Leider lässt der Umfang des Buches es nicht zu, Ihnen weitere Rezepte ausführlich vorzustellen. Von kleinen Rezeptheften für den Einstieg bis zu umfangreichen Koch- und Backbüchern finden Sie beim emu-Verlag eine breite Auswahl – konsequent vollwertig und lecker!

Schreiben Sie an den emu-Verlag,
Dr.-Max-Otto-Bruker-Straße 3, 56112 Lahnstein
unter Bezugnahme auf dieses Buch.

Die Ordnung unserer Nahrung

Vereinfachtes Schema nach Prof. Kollath

Lebensmittel			
	1. natürlich unverändert unerhitzt	2. mechanisch verändert	3. fermentativ verändert
Pflanzenreich	**Samen z. B.** Nüsse, Mandeln Sesam	**kaltgepresste Öle**	**Eigenfermente** Hefe Bakterien
	Getreide	**Mahlprodukte** Vollkornmehl Schrot	**Breie** ungekochte Breie aus Vollkorn, Vollschrot, Vollkornmehl – „Frischkornbrei“
	Obst **Gemüse** **Honig**	**Salate** aus Obst und Gemüse **Naturtrübe Säfte**	**Gärsäfte** **Gärgemüse** z. B. Sauerkraut
Tierreich	**Eier**	**Blut**	**Fleisch** Schabefleisch
	Milch	**Milchprodukte** aus unerhitzter Milch	Gärmilch
Getränke	**Quellwasser**	**Leitungswasser**	**Gärgetränke** z. B. Most, Wein Bier

Nahrungsmittel		
4. erhitzt	5. konserviert	6. präpariert
Gebäcke aus Vollkornmehl Vollkorn-Haferflocken	**Gebäcke aus Auszugsmehl** Zwieback, Knäckebrot Konfekt Schokolade Haferflocken	**Pflanzliche Präparate z. B.** Kunstfette (Margarine, Öl) Eiweiß, jeglicher Fabrikzucker, Auszugsmehl (Stärkemehl) und Produkte daraus wie Nudeln, Grieß, geschälter Reis, künstl. Aromastoffe, Vitamine, Wuchsstoffe, Fermente, Nährsalze, Mineralstoffgemische, Sojapräparate
Breie gekocht aus Vollkorn		
Obst und Gemüse gekocht	**Obst- und Gemüsekonserven** Marmeladen	
Fleisch Fisch Eier gekocht bzw. gebraten	**Tierkonserven** Wurst	**Tierpräparate** z. B. Fleischextrakt
Erhitzte Milch und Produkte daraus	**Milchkonserven** H-Milch H-Sahne	**Milchpräparate** Säuglingsnahrung
Extrakte Teearten Brühe	**Gemische** Kunstwein	**Destillate** künstl. Mineralwasser Branntwein

Weitere Wunderdiäten

Ilse Gutjahr

Dr. med. Jürgen Birmanns

Karl-Lagerfeld-Diät

Der Modezar Lagerfeld offeriert angeblich unerlässliche Nahrungsergänzungsmittel, die man über seine Homepage zum Preis von 480,– Euro für die Zwei-Monate-Kur bestellen kann. Außerdem empfiehlt er den häufigen Genuss von Krustentieren, sprich Austern und Hummern. Damit ist der übergewichtigen Hartz-IV-Empfängerin in Wanne-Eickel wohl kaum geholfen.

Mathias Jung, Übergewicht, emu-Verlag 2006

Die Atkins-Diät

Der Erfinder war der amerikanische Arzt Robert Atkins. Um eine schnelle Gewichtsabnahme zu erreichen, empfiehlt er den uneingeschränkten Verzehr von Tiereiweiß in Form von Schweinekotelett, Schinken, Wurst, Huhn, Fisch, Butter, Käse und Eiern. Kohlenhydrathaltige Nahrungsmittel aus Brot, Reis, Kartoffeln, Nudeln sollen stark eingeschränkt oder gar nicht gegessen werden, Gemüse und Obst nur in geringen Mengen.

Sein Unternehmen „Atkins Nutritionals" setzte im Jahr 2002 mit Büchern und Lizenzen für kohlenhydratarme oder -freie Fertiggerichte 100 Millionen Dollar um. „Atkins for Life", das letzte Buch des Firmengründers, kippte Harry Potter von Platz eins der britischen Bestsellerlisten.

Rund 40 Prozent der US-Bürger sollen sich angeblich nach dem „Low-Carb-Prinzip" (= wenig Kohlenhydrate) ernähren. Ernährungswissenschaftler warnen vor der Atkins-Diät. Sie ist vitalstoffarm und führt bei längerer Anwendung zu Mangelerscheinungen. Die eiweißreiche Nahrung belastet den

Organismus, vor allem die Nieren, aber auch Herz, Kreislauf und den Verdauungsapparat.

Den Boom dieser Diät nutzt die Pharma-Industrie, indem sie Nahrungsergänzungsmittel anbietet. „Der Leverkusener Bayer-Konzern bietet den Vitamin-Cocktail One-A-Day CarbSmart an und machte hiermit in den USA bereits 3 Millionen Dollar Umsatz. Bayers One-A-Day/WeightSmart erzielte sogar 32 Millionen Dollar in einem Jahr." (Coordination gegen Bayer-Gefahren, 2004)

Atkins starb 2003 nach einem Sturz im Alter von 72 Jahren. Die Zeitung „Wall Street Journal" berichtete, Atkins sei laut Obduktionsbefund übergewichtig und herzkrank gewesen.

Blutgruppen-Diät

Mitte der 90er Jahre tauchte die Blutgruppen-Diät auf, erfunden von dem amerikanischen Arzt Dr. Peter J. D'Adamo (* 1956). Er beruft sich dabei auf seinen Vater, der in den 50er Jahren die These vertrat, dass jeder Mensch eine Ernährung braucht, die zu seiner spezifischen Blutgruppe passt. 1997 erschien im deutschsprachigen Raum D'Adamos Buch „4 Blutgruppen". Hier das Wesentliche in Kürze:

Blutgruppe 0 ist nach seiner Auffassung die älteste. Er meint, alle frühen Jäger und Sammler, die vor 30 – 40 000 Jahren über die Kontinente zogen, hatten Blutgruppe 0 und ernährten sich hauptsächlich von Fleisch und tiereiweißreicher Kost. Sie sammelten Früchte, Kräuter, Beeren, Pilze und andere Nahrung, die die Natur bereithielt.

Menschen mit Blutgruppe 0 sollten nach D'Adamo folglich eine tiereiweißreiche Kost essen, ergänzt durch Obst und Gemüse, aber ohne Milchprodukte, bis auf Butter und Bauernkäse. Weizenvollkornprodukte sollten wegen des enthaltenen Glutens gemieden werden.

Personen mit der Blutgruppe 0 stecken nach D'Adamo voller Tatkraft, haben ein „genetisches Gedächtnis an Kraft, Ausdauer, Selbstsicherheit, Kühnheit, Intuition und angeborenen Optimismus".

Blutgruppe A benötigt weniger Tiereiweiß als die Gruppe 0. Als diese Blutgruppe im Laufe der Evolution in der Jungsteinzeit entstand, gab es schon Ackerbau und Geflügelzucht.

D'Adamo schlussfolgert für die A-Typen: Fleisch gab es selten. Wenn es verzehrt wurde, dann eher helles Fleisch von Geflügel als rotes von Rindern oder Wild. Getreide, Gemüse, Obst, Nüsse waren die Hauptnahrung.

Für die heutigen A-Typen ist laut D'Adamo eine vegetarische Ernährungsweise besonders bekömmlich. Er empfiehlt eine gemischte Kost mit hohem Kohlenhydratanteil. Kleine Mengen Fisch sind mehrmals wöchentlich erlaubt. Auf Kuhmilchprodukte sollte wegen der Lektine (spezifisches Eiweiß) verzichtet werden. Seine Begründung: „Wenn eine Person der Blutgruppe A Milch trinkt, beginnt ihr Organismus sofort mit dem Agglutinationsprozess, um sie abzuwehren."

A-Typen sind nach seiner Auffassung nicht so belastbar wie die der Blutgruppe 0. Für leitende Positionen sind sie nicht gerade geeignet.

Blutgruppe B entstand vor etwa 15 000 Jahren, meint D'Adamo. Der B-Typ ist nach seiner Auffassung besonders anpassungsfähig und verträgt unterschiedliche Nahrung fast jeder Art. Problematisch sollen jedoch unter anderem Geflügel und Schweinefleisch sein sowie Weizen und Roggen.

Blutgruppe AB ist etwa 1000 Jahre alt. Alle Merkmale der anderen Blutgruppen sind auch bei AB vertreten. D'Adamo sieht für die AB-Typen keine Probleme beim Verzehr von Weizen und Roggen. Die meisten Nahrungsmittel werden vertragen.

Zusammenfassung von Dr. Birmanns

Die Blutgruppen-Diät ist wissenschaftlich nicht haltbar. Einen Beweis für seine Spekulationen tritt der Autor nicht an. D'Adamos Forderung: Jeder Mensch muss seine Blutgruppe wissen, um danach seine Ernährung auszurichten.

Drei logische Argumente sprechen gegen die Blutgruppen-Diät:

1. Bei jedem Neugeborenen müsste bereits die Blutgruppe bestimmt werden, um die für ihn passende Ernährungsform zu finden.
2. So genannte Naturvölker wären in ihrer Existenz bedroht, denn sie haben ja nicht die Möglichkeit, mit Hilfe der Laborchemie ihre Blutgruppe zu analysieren.
3. Die Blutgruppenzugehörigkeit richtet sich nach den Antigenen (Glykoproteine) in der Erythrozytenmembran (Erythrozyt = rotes Blutkörperchen). Es sind mehr als 400 Merkmale der Erythrozytenmembran bekannt. Neben dem AB0-System werden mindestens noch rund drei weitere Blutgruppensysteme beschrieben (zum Beispiel Kell, Duffy, MN etc.). Warum zieht der Autor gerade das AB0-System für seine Argumentation heran und lässt alle anderen außer Acht, obwohl sie ebenfalls klinisch relevant sind?

Übrigens ist die häufigste Blutgruppe in Mitteleuropa nicht Blutgruppe 0, wie er meint, sondern die Blutgruppe A.

Es klingt geradezu abenteuerlich, wenn der Autor meint, der Mensch der Vorzeit sei ein Jäger gewesen, der auf der Suche nach Fleisch über die Kontinente zog. Die damaligen Menschen waren mit den dafür notwendigen Werkzeugen recht dürftig ausgestattet, die Jagderfolge also nicht garantiert. Es dauerte mitunter Wochen, an tierische Nahrung zu gelangen. Um nicht auf diese Zufälle angewiesen zu sein, lebten die Menschen vorwiegend von dem, was sie jeden Tag in ihrer Umgebung sammeln konnten, also Pflanzen, Beeren, Kräuter, Wurzeln, Samen usw. Die Jagd war mehr oder weniger ein männliches Ritual. Der Paläoanthropologe Peter Schmid von der Universität Zürich hält den Datenabgleich und die daraus abgeleitete Aussage für ebenso gewagt wie D'Adamos Modell: „Wir haben ja kein Untersuchungsmaterial aus der Fossilgeschichte, um das wirklich testen zu können. Organische Reste sind nach einem gewissen Zeitpunkt nicht mehr nachweisbar, und zudem wissen wir, dass Proteine unterschiedliche Entwicklungsgeschwindigkeiten zeigen. Wenn man aber von rezenten Formen auf die Vergangenheit schließt, ist 95 Prozent ‚Phäo-Poesie' dabei."

Eine große Gruppe eindeutig ernährungsbedingter Zivilisationskrankheiten, wie sie durch vitalstoffarme Fabriknahrungsmittel hervorgerufen werden, führt der Autor auf nicht blutgruppengerechte Nahrung zurück. Seine Empfehlung, Nahrungsergänzungsmittel in Form von Vitaminen, Mineralstoffen, Enzymen usw. zu sich zu nehmen, entspricht keiner ganzheitlichen Behandlungsweise und berücksichtigt die eigentlichen Ursachen nicht. D'Adamo bezeichnet Genussdrogen wie Bohnenkaffee, Grüntee und Rotwein als bekömmlich, weißen Zucker als neutral, und aus nicht erklärbaren Gründen rät er u. a. von Kartoffeln, Tomaten und Auberginen ab.

Die Blutgruppe ist nicht das entscheidende Kriterium für die Auswahl der Nahrung. Der Gehalt an biologischen Wirkstoffen und die Naturbelassenheit eines Lebensmittels bestimmt seine gesunderhaltende Wirkung.

Low-Fat-Diät

„Weniger Kohlenhydrate essen" lautete die pauschale Botschaft der „Ernährungsexperten" über Jahrzehnte. Allmählich sickert die Erkenntnis durch, dass man diese Empfehlung wohl doch differenzieren muss.

Der Kohlenhydrat-Angstmacherei folgte die Fett-Panikmache, die bis heute anhält. „Fett ist der Dickmacher Nummer eins", sagte Susanne Illini, Ernährungswissenschaftlerin beim Informationsdienst aid in Bonn. „Wer dauerhaft abnehmen will, muss langfristig die Kalorienzufuhr, vor allem aber die Fette reduzieren", erklärt Silke Restemeyer von der Deutschen Gesellschaft für Ernährung (DGE) in Bonn (2006).

Wenn staatlich anerkannte Organisationen wie aid und DGE sprechen, gelten deren Vorschläge für den Normalverbraucher wie ein Gesetz – und seien sie noch so falsch. Inzwischen wird die Low-Fat-Diät von der Low-Carb-Diät abgelöst (s. Seite 253).

Markert-Diät

Bei dieser Diät handelt es sich um eine Trinkfastenkur. Der deutsche Arzt Dr. Dieter Markert brachte die von ihm angeratene Mixtur um das Jahr 2000 auf den Markt. Es ist ein Soja-Protein-Präparat, angereichert mit Vitaminen und Mineralstoffen.

Markert geht davon aus, dass Kohlenhydrate, wie sie in Brot, Kartoffeln, Nudeln vorkommen, Übergewicht verursachen.

Während seiner Flüssigkeitsfastenkur wird außer selbst gekochter Gemüsebrühe und Säften der Eiweißdrink „Almased" (17,90 €/500 g) getrunken. Später folgte das Produkt „Multan" (24,70 €/1000 g). Letzteres enthält fast doppelt so viel L-Carnitin (Aminosäure) und Pflanzenextrakte. Markerts Mixturen sollen die Schilddrüse aktivieren und den Fettabbau fördern. Außer der Trinkkur muss der Fastende Sport treiben. Hält er sich an die Empfehlungen, könne er – so Markert – drei bis vier Kilogramm pro Woche abnehmen.

Nach zwei Wochen fängt man langsam an, wieder „normal" zu essen, in Form von viel Obst und

Gemüse, viel Eiweiß, wenig Fett und Kohlenhydrate.

Bei Bedarf wird das ganze Procedere wiederholt. Der Eiweißdrink sollte einmal wöchentlich beibehalten werden. Dann sei dauerhafter Erfolg garantiert.

Die Markert-Diät führt in ihrer Rigidität zum Abnehmerfolg. Abgesehen von den gesundheitlichen Nachteilen, die Eiweißkonzentrate mit sich bringen können, ist es sinnvoller, eine fundierte, bewährte Fastenkur durchzuführen. Wer abnehmen will, erreicht dies aber auch mit vitalstoffreicher, frischkostreicher Vollwertkost.

Bei der *neuen Markert-Diät* handelt es sich nicht mehr um eine Trinkfastenkur. Markert empfiehlt morgens und mittags Obst, Gemüse und Pflanzenfette sowie abends einen Eiweißdrink mit Jod und Carnitin. Auch sie ist nicht empfehlenswert!

Die Montignac-Methode

Sie ist benannt nach dem Franzosen Michel Montignac (Marketingfachmann, † 2010), der mit seiner „Diät" Gewichtsabnahme und Gesundheit in Aussicht stellt.

Die Ursache des Übergewichts sieht er im Verzehr „schlechter" Kohlenhydrate, wie sie heute in den Industrieländern gegessen werden. Sie erhöhen den Blutzuckerspiegel (Hyperglykämie), in der Folge führt dies zur Hypoglykämie (Unterzucker).

Als „schlechte" Kohlenhydrate nennt Montignac: Zucker, überzüchteten Mais und überzüchtete Kartoffeln, geschälten Reis, gekochte Karotten, Bier. Fett und Eiweiß können in unbegrenzter Menge gegessen werden. In späteren Veröffentlichungen empfahl er geringere Mengen Fett von „guter" Qualität. Nach Montignac ist Hyperinsulinismus die Ursache und nicht die Folge von Übergewicht und Fettsucht (Adipositas). Hyperinsulinismus hat jedoch bereits Ursachen, die vorwiegend im Verzehr raffinierter Kohlenhydrate liegen.

Die Strunz-Diät

Das Konzept des Arztes Dr. Ulrich Strunz, mit dem er „schlank und fit für immer" verspricht:

- vier Mal täglich Eiweiß, jedoch kein Fett
- keine tierischen Fette
- viel essenzielle Fettsäuren aus Fisch, Oliven, Nüssen
- jede Menge pflanzliche Vitalstoffe aus Gemüse und saurem Obst
- genügend Jod aus Algen und Fisch
- viel Selen (in der Apotheke erhältlich)
- 3 Liter Wasser täglich
- keine Kohlenhydrate
- genügend Phosphor und Eisen sowie Nahrungsergänzungsmittel (aus der Apotheke)
- Bewegung (Strunz ist als „Fitnesspapst" bekannt).

Seine *No-carb-Schnupperwoche-Regeln* (also keine Kohlenhydrate) sehen so aus:

- morgens ein Glas Wasser
- 30 Minuten Spazieren, Walken oder Joggen
- wenn die Hände zittern oder ein flaues Gefühl im

Magen auftritt, ein Stück Bitterschokolade, 1 Teelöffel Honig, 1 Feige
- mindestens drei Liter stilles Wasser täglich
- wenn man keine Zeit zum Kochen hat, ein Eiweißshake aus 2 Messlöffel Eiweißpulver auf 0,2 l fettarme Milch oder Wasser
- viel Gemüse
- drei Mahlzeiten am Tag mit fünf Stunden Pause dazwischen. Vor dem Schlafengehen ein Eiweißshake
- wenn zwischendurch Hunger aufkommt, ein Eiweißdrink aus 0,1 l Wasser und 1 Esslöffel Proteinkonzentrat. Oder ein Stück Putenbrust, ein Ei.

Ein Beispiel von vielen anderen Strunz-Äußerungen: „Es gibt ein Wundermittel, für das so mancher ein Vermögen zahlen würde: Macht Muskeln – ohne Training. Heißt Glutamin."

Die Einnahme von Eiweißpulver und Eiweißsnacks gehört zum täglichen Strunz-Programm. Abgesehen von nicht nachvollziehbaren Behauptungen in früheren Büchern ist die hohe Eiweißlastigkeit auch bei seinem neuesten Werk („Wieso macht die Tomate dick?", Schlank und fit für immer – Kohlenhydrate aufspüren und austricksen) bedenklich, ebenso die hochdosierte Einnahme von Nahrungsergänzungsmitteln.

Metabolic Balance

Von Dr. med. Wolfgang Funfack und Dipl. Ing. Silvia Bürkle. Auch diese Diät dient vorrangig zum Abnehmen. Anhand einer Blutanalyse und persönlichen Angaben wird der „individuelle" Ernährungsplan des jeweiligen Teilnehmers zusammengestellt.

Phase 1: Der Teilnehmer kann zwischen einem Obst, Gemüse-, Reis- oder Kartoffeltag wählen. Es erfolgt eine „Darmreinigung".

Phase 2: Danach steht die *strenge Umstellungsphase* an: 14 Tage mit vorgegebenen Lebensmitteln.

Phase 3 (gelockerte Phase): Die bisherige Phase wird erweitert. Hin und wieder ist eine Lieblingsspeise erlaubt oder Auswärts-Essen.

Phase 4 (Erhaltungsphase): Der Teilnehmer weiß nun, welche Nahrungsmittel am besten zu ihm und seinem Stoffwechsel passen und ob er besser stärkehaltige oder eiweißhaltige Nahrungsmittel verdauen kann.

Spätestens in dieser Phase soll er mit Sport beginnen.

Grundregeln: Sie gelten vor allem für die strenge Umstellungsphase.

- drei Mahlzeiten nach persönlichem Lebensmittelplan
- fünf Stunden Pause zwischen den Mahlzeiten
- jede Mahlzeit mit zwei Bissen der Eiweißportion beginnen (z. B. Fisch, Fleisch, Käse oder Hülsenfrüchte)
- pro Mahlzeit nur eine Art Eiweiß essen
- nach 21:00 Uhr möglichst nichts mehr essen
- trinken nach individuell errechneter Menge; Faustregel: 35 Milliliter pro Kilogramm Körpergewicht
- Obst – unter anderem täglich einen Apfel – am Ende der Mahlzeit essen
- nach zwei bis drei Wochen Bewegung einbauen

Für das Frühstück empfehlen die Autoren zum Beispiel Milch, Schinken, Ei, Joghurt, Sojajoghurt, Müsli (bestehend aus Mandeln, Sonnenblumenkernen, 1 Apfel, Zimt). Als „Körnermischung" werden Mandeln und Sonnenblumenkerne angeboten.

Bei den übrigen Mahlzeiten stehen im Vordergrund: Putenbrust, Hühnerbrust, Schinken, Quark, Tofu, Ziegenfrischkäse, Garnelen, Shrimps, Kabeljau, Hering, Thunfisch, Makrele, Forelle, Mozzarella, Eier, Kalbfleisch, Rinder- und Geflügelhackfleisch, Gemüse.

Es handelt sich um eine eiweißlastige Diät. Kohlenhydrathaltige Nahrungsmittel spielen, abgesehen von Phase 1, keine Rolle. Da die Nahrung individuell nach der Blutanalyse ausgewählt wird, bleibt es ein Geheimnis, wie Metabolic balance in der Realität täglich von den Teilnehmern umgesetzt wird.

Die Ausführungen der Autoren lassen den Schluss zu, dass kohlenhydrathaltige Nahrungsmittel (also Getreideprodukte, Kartoffeln) gemieden werden ***müssen***. Damit entspricht diese Diät dem zurzeit neuen Modetrend der No-Carb-Diät.

Low-Carb-Diät

Wenig oder gar keine kohlenhydrathaltige Nahrungsmittel (*low* = wenig, *carb*ohydrates = Kohlenhydrate) zu verzehren, entspricht dem derzeitigen Mode-Diäten-Trend (2012). Wie lange? Bis eine neue Hoffnung für Übergewichtige auf den Markt geworfen wird.

Ähnlich wie bei der Atkins-Diät (s. Seite 236) werden auch hier Fleisch, Fisch, Eier, Butter und Pflanzenöl als wichtigste Nahrung empfohlen. Brot, Nudeln, Reis, Kartoffeln und sogar einige Gemüse sollten gemieden oder der Verzehr stark eingeschränkt werden.

Eine Gewichtsabnahme tritt – wie bei Atkins, Metabolic balance oder ähnlich eiweißreichen und kohlenhydratarmen beziehungsweise -freien Diäten – zunächst ein. Ein Ersterfolg, den jeder Übergewichtige begrüßt. Aufgrund mangelnder Kohlenhydratzufuhr nimmt der Organismus nun die „Fettreserven" als Energieersatz. Ebenso kann er aus Kohlenhydraten Fett aufbauen. Nebenbei bemerkt: Als Dr. Bruker bei einer Fachtagung einmal sagte, der Organismus sei in der Lage, Kohlenhydrate in Fett umzuwandeln, wurde er coram publico von Prof. Pudel (DGE) als unwissenschaftlich verlacht. Nun „beweist" die „Wissenschaft" Brukers Aussagen.

Der Organismus braucht die Grundnährstoffe Eiweiß, Fett, Kohlenhydrate in qualitativer Bestform als Energieträger, wenn er gesund bleiben (oder werden) soll. Dazu entsprechende Vitalstoffe, wie sie vorwiegend in natürlichen Lebensmitteln wie Gemüse und Obst vorkommen.

Durch langfristig durchgeführte radikale und einseitige Ernährungsformen gerät der Stoffwechsel in ein risikoreiches Ungleichgewicht. Dies gilt auch für den Noch-Gesunden. Nierenkranke, Rheumatiker, so genannte Allergiker, Neurodermitiker sollten diese Diäten meiden.

Immer wieder werden bei den eiweißlastigen Diätformen, aber auch von Fleischliebhabern, die Steinzeitmenschen als Beispiel für den Pro-Fleisch-Verzehr genannt. Wie schon auf Seite 241 genannt, ernährten sie sich zunächst von dem, was sie täglich sammeln und auch bevorraten konnten. Dazu gehörten unter anderem Samen in Form von Wildgräsern (Wildgetreide), Beeren, Wildkräutern und Wurzeln. Die erbeuteten Tiere bildeten keine tägliche Versorgungsgarantie.

Die Begeisterung für die Low-Carb-Diät wird genauso abflauen wie die für Low-Fett- und andere einseitige Ernährungsformen. Die Euphorie berauscht zunächst, aber die Ernüchterung in Form von Krankheiten, entstanden durch Mangelernährung, sehen wir täglich in der Praxis.

Wie bei anderen Diätformen sind auch bei Low-Carb inzwischen Produkte im Handel. Das Geschäft blüht!

Die Dukan-Diät

Es handelt sich um eine Eiweißdiät. Sie ist seit 2011 im deutschsprachigen Raum bekannt. Der französische Arzt Pierre Dukan erfand sie und schreibt: „Meine Diät ist gerade für alle Übergewichtigen mit zu hohen Blutwerten geeignet, weil sie die Fett- und Zuckerwerte senkt." Er sagt, er könne fast garantieren, dass der Blutzuckerspiegel bald sinken werde.

In der *Phase 1*, der so genannten *Angriffsphase*, rät Dukan,

- so viel zu essen, wie und wann man möchte. 72 proteinhaltige Nahrungsmittel stehen zur Auswahl (Geflügel, Lachs, Eier, Scampi, Muscheln, Fleisch, Fisch, Magerquark usw.)
- dazu 1 ½ Esslöffel Haferkleie pro Tag
- 20 Minuten Gehen täglich
  Dauer: etwa 5 bis 10 Tage.

Phase 2 – Aufbauphase

- so viel essen, wie und wann man möchte, allerdings nur Proteine, abwechselnd mit Protein plus Gemüse (von 28 erlaubten Sorten)

- dazu 2 Esslöffel Haferkleie pro Tag
- 30 Minuten Gehen täglich

Dauer: etwa eine Woche pro angestrebtem Kilogramm Körpergewicht.

Phase 3 – Stabilisierungsphase

- bestimmte Obstsorten, Käse, Brot und andere stärkehaltige Nahrungsmittel kommen hinzu
- zwei Schlemmermahlzeiten pro Woche!
- 2 ½ Esslöffel Haferkleie pro Tag
- 25 Minuten Gehen täglich

Dauer: 10 Tage

Phase 4 – Erhaltungsphase

- beibehalten der erlernten Ernährungsweise
- ein „Protein-Donnerstag" pro Woche
- 3 Esslöffel Haferkleie pro Tag
- niemals den Aufzug nehmen
- 20 Minuten Gehen täglich

Diese Form ein Leben lang beibehalten.

Das Versprechen, so viel essen zu dürfen, wie und wann man möchte, ist der Lockvogel dieser Diät.

Zu bemängeln ist der hohe einseitige Eiweißanteil, und die fehlenden Qualitätsmerkmale bei der übrigen Nahrungsauswahl. Im Vorwort weist Dukan lediglich darauf hin, dass bei einer ernsthaften Niereninsuffizienz eine Proteindiät ausgeschlossen ist. Der Belastung durch zu viel Tiereiweiß setzen sich jedoch *alle* Dukan-Jünger aus. Dukan erklärt nicht, warum zum Beispiel Bananen, Kirschen, Nüsse, Trockenfrüchte und Weintrauben nicht erlaubt sind.

Weight Watchers

Weight (= Gewicht) *Watchers* (= Beobachter) gibt es als Fima seit 1963 im US-Bundesstaat New York. Gegründet wurde sie von der Hausfrau Jean Nidetch. 1970 fand das erste Weight-Watchers-Treffen in Düsseldorf statt

2012 meldet Weight Watchers 300 000 Teilnehmer dieses Gewichtabnahme-Programms allein in Deutschland. Seit 2001 werden Weight-Watchers-Aktien an der New Yorker Börse gehandelt.

Das Konzept entspricht dem der Deutschen Gesellschaft für Ernährung (DGE) zur Gewichtsreduzierung „Prävention und Therapie der Adipositas 2007". „Es handelt sich", so Weight Watchers, „um eine Umstellung der Ernährungsgewohnheiten."

Um zu erfahren, wie es im Alltag funktioniert, befragte ich zwei Teilnehmerinnen, die sich seit längerer Zeit danach richten. Eine, nennen wir sie Hannelore, geht regelmäßig zum wöchentlichen Treffen der Weight Watchers. Die jeweiligen Zusammenkünfte werden von einer Gruppenleiterin betreut, die selbst Gewichtsprobleme hatte. Das wirkt motivierend auf Hannelore, ebenso der Erfahrungsaustausch mit anderen Betroffenen in der Gruppe sowie die Gewichtskontrolle – das Gefühl, wahrgenommen zu werden und nicht allein mit seinem Problem zu sein. Die Teilnahme kostet 11 Euro pro Woche oder 29 Euro für einen Monatspass. Die andere Gesprächspartnerin machte online mit. Die Teilnahme kostet dann ca. 15 Euro pro Monat.

Alle Arten von Lebens- und Nahrungsmitteln dürfen in Maßen gegessen werden. Sie werden nach Punkten bewertet. Auch davon war Hannelore begeistert.

Dem Teilnehmer steht täglich eine individuelle festgelegte Punktzahl zur Verfügung, die von Alter, Körpergröße, Gewicht, Geschlecht abhängt.

„Pro-Pointlisten" sowie weitere Infobroschüren erhalten die zahlenden Mitglieder kostenlos. Rezeptbücher und Weight-Watchers-Produkte stehen zum käuflichen Erwerb zur Verfügung.

Hannelores „Zielgewicht" wurde unter Zugrundelegung des BMI (Body-Mass-Index) festgelegt. Bei Erreichen des Ziels muss sie sich sechs Wochen nach dem Erhaltungsprogramm ernähren, dann erhält sie die „Goldmitgliedschaft" und kann damit weltweit kostenlos an den Weight-Watchers-Treffen teilnehmen.

Hannelore, was darfst Du laut Weight Watchers zum Beispiel essen? Wie sieht Dein Tagesplan aus?

H.: Ich darf 29 Punkte pro Tag verbrauchen. Alle Gemüse- und Obstsorten – ob roh oder gekocht, ist egal – haben keine Punkte. Davon darf ich essen, so viel ich will, außer Mais, Erbsen, Avocados, Linsen.

Schreibst Du Dir alles auf?

H.: Ich habe eine Lebensmittel-Liste, nach der ich mir das zusammensuche, was mir im Rahmen der vorgegebenen Punktzahl schmeckt, und ich führe ein Tagebuch.

Fangen wir mit dem Frühstück an. Was isst Du da?

H.: Heute habe ich

1 Brötchen gegessen	= 4 Punkte
5 g Butter	= 1 Punkt
1 Scheibe Gouda (30 g)	= 3 Punkte
2 Scheiben roher Schinken	= 1 Punkt
Danach Obst	= 0 Punkte
	= 9 Punkte

Und mittags?

H.: Vorweg esse ich immer

einen großen Salat	= 0	Punkte
mit einem Dressing mit 1 Teelöffel		
Öl oder 1 Teelöffel Schmand	= 1	Punkt
Heute gab es 200 g Kartoffeln	= 4	Punkte
und Blumenkohl so viel ich mag	= 0	Punkte
mit Currysoße aus 1 Esslöffel Butter,	= 3	Punkte
1 ½ Teelöffel Mehl und Gewürzen		
hergestellt	= 0,5	Punkte
danach Obst	= 0	Punkte
	= 8,5	Punkte

Zum Abendessen werde ich nehmen:

Vorweg 1 Salat mit etwas Essig und		
1 ½ Teelöffeln Öl	= 1,5	Punkte
2 Scheiben dünngeschnittenes		
Vollkornbrot (50 g)	= 3	Punkte
2 Teelöffel Butter	= 2	Punkte
1 Scheibe Gouda	= 3	Punkte
2 Scheiben roher Schinken	= 1	Punkt
125 g Joghurt mit Obst	= 1	Punkt
	= 11,5	Punkte
	= 29	Punkte

Wie sieht der Erfolg bei Dir aus?
H.: Mein Schwachpunkt sind die Süßigkeiten.

Was sagt die Leiterin dazu?
H.: „Sie können Süßigkeiten essen, müssen sie aber reduzieren."

Bisher wartet Hannelore auf den Erfolg – auf ihr „Zielgewicht"

Zusammenfassung

- Drei Mahlzeiten am Tag und ein Snack als Zwischenmahlzeit, wenn Hunger auftritt – dann z. B. ein Joghurt.
- Erlaubt sind Fleisch, Wurst, Fisch nach Belieben innerhalb der Punktzahl.
- Der Verzehr von Vollkornprodukten wird empfohlen, wobei nicht differenziert wird, was die Qualität echter Vollkornprodukte, z. B. Brot oder Nudeln, ausmacht.
- 8 Portionen Obst und Gemüse sollen täglich gegessen werden = 0 Punkte. Als Portion gilt eine Hand voll.
- 2 Portionen Fett täglich. 1 Portion = 1 Teelöffel Öl oder 1 Teelöffel Butter

- 3 Calciumportionen pro Tag in Form von Käse, Joghurt, Quark, Milch. 1 Portion Milch entspricht z. B. 250 ml = 2 Punkte bei 0,3 % Fettgehalt, 4 Punkte bei 3,5 % Fett.
- Die angegebenen Tagespunkte *müssen* aufgebraucht (verzehrt) werden. Kommt der Teilnehmer damit nicht aus, stehen ihm 49 Punkte wöchentlich zusätzlich zur Verfügung, die er einsetzen kann, wie er will.

Bewertung

Weight Watchers System beruht auf der alten, überholten Kalorienlehre, die nun geschickt als Punkte-System angeboten wird.

Eine klare qualitative Bewertung der Lebensmittel erfolgt nicht (z. B. bei kohlenhydrathaltigen Produkten, Fett, Eiweiß). Allein die Quantität, nach Punkten errechnet, ist entscheidend.

Die Fettreduktion, wie sie in diesem Programm empfohlen wird, ist drastisch. Butter wird sparsam verwendet und nach dem Punktesystem schlechter bewertet als Margarine. Ein Teelöffel Butter kostet einen Punkt, 3 Teelöffel Margarine dagegen auch nur einen Punkt. Es ist klar, dass der Abnehmwillige dann eher zur qualitativ minderwertigen, aber größeren Menge Margarine greift. Bei den Ölen wird ebenfalls keine Qualität angesprochen.

Die These „Fett macht fett" hat sich in den letzten Jahrzehnten als falsch erwiesen. Der Organismus benötigt die richtigen Fette, in ausreichender Menge und bester Qualität, zum Beispiel als kaltgepresste, unraffinierte, nicht manipulierte Öle. Außerdem Butter – am liebsten vom Bio-Bauern aus unbehandelter frischer Sahne. Da dies mittlerweile eine Rarität ist, sollte sie von Demeter, Bioland oder anderen verantwortungsvollen Bio-Herstellern stammen.

Die eigentliche Ess-Störung, die jeder stark Übergewichtige hat, wird bei Weight Watchers nicht gelöst, sondern durch das Punktesystem zementiert – nach dem Motto: „Wenn ich Punkte angesammelt habe, darf ich sie aufbrauchen („auffressen").

Nehmen Übergewichte nicht ab oder sogar zu, führt die Leiterin ein Zwiegespräch mit dem Betroffenen und versucht, die Fehler in der Durchführung zu finden. Aber wenn die eigentlichen Ursachen der Ess-Störung nicht zur Sprache kommen, die Qualität der Nahrung nicht schärfer ausgeleuchtet wird, die Zwischenmahlzeiten nicht unterbleiben, steht der Erfolg auf der Warteliste.

Es gibt viele Weight-Watchers-Produkte, die in Supermärkten erhältlich sind. Die Teilnehmer erhalten entsprechende Listen. Der Produkthandel blüht.

Glyx-Diät

Die meisten modernen Diäten verfolgen das Ziel, Verbraucher an Diätprodukte zu binden. Alle Diäten versprechen eine Gewichtsreduktion durch Begrenzung der Fett-, Kohlenhydrat- oder Eiweißzufuhr. Diäten sind als Dauerkost ungeeignet. Wer durch eine einseitige, restriktive Ernährungsform vorübergehend abnimmt, wird nicht unbedingt gesünder.

Bei der Glyx-Diät sollen überwiegend Lebensmittel mit einem niedrigen glykämischen Index verzehrt werden. In Werbeanzeigen wird die Glyx-Diät als pure Lebensfreude angepriesen. Viele Menschen sind leider so gutgläubig, dass sie auf das versprochene Glücks-Gefühl hereinfallen.

Selbsternannte Ernährungsexperten überbieten sich im Abnehm-Wahn. Das Glyx-Prinzip macht glücklich und dünn. Zum Glyx-Glück benötigen sie nicht viel – lediglich ein Glyx-Fahrrad, einen Glyx-Kompass, einen Glyx-Trainer und einige Glyx-Kekse. Es ist alles ganz einfach. Sie dürfen nur nicht die rote Glyx-Ampel übersehen. Übrigens wurde die alte Glyx-Diät durch eine „neue" abgelöst.

Die blutzuckersteigende Wirkung kohlenhydrathaltiger Nahrungsmittel kann als sogenannter Glykämischer Index (GI) bezeichnet werden. Er ist definiert als der Prozentsatz, der aus der Division der Fläche unter der Blutzucker-Kurve nach dem Verzehr eines kohlenhydrathaltigen Nahrungsmittels durch die entsprechende Fläche bei Aufnahme der gleichen Kohlenhydratmenge in Form von Glukose (100 Prozent) resultiert.

Der Begriff „Glykämischer Index" ist nicht neu. Der GI wurde von Diabetologen in den 80er Jahren geprägt. Der GI gibt lediglich an, wie schnell ein bestimmtes kohlenhydrathaltiges Nahrungsmittel den Blutzuckerspiegel ansteigen lässt. Der Anstieg des Blutzuckers nach einer Mahlzeit hängt jedoch nicht nur von der Art des Kohlenhydrats, sondern auch von der Zusammensetzung der Nahrung ab. Das GI-Prinzip ist nicht so einfach definierbar, wie von seinen Anhängern ursprünglich angenommen. Die Einflussgrößen auf die nach dem Essen auftretende Glucosekonzentration und Insulinwirkung sind mannigfaltig. Da sich die menschliche Ernährung aus einer gemischten Kostform zusammensetzt, muss man natürlich die gesamte Komposition der Grundnährstoffe und biologischen Begleitstoffe (Vitalstoffe) berücksichtigen.

Während es sich bei den GI-Werten um Verhältniszahlen zur Beschreibung der Kohlenhydratqualität handelt, gibt die so genannte „Glykämische Last" (GL) Auskunft darüber, wie viel von diesem Kohlenhydrat in einem bestimmten Nahrungsmittel enthalten ist. Der GL ist definiert als das Produkt aus dem GI der jeweiligen verzehrten Nahrungsmittel und deren Gehalt an verfügbaren Kohlenhydraten in Gramm, dividiert durch 100.

Nach der Glyx-Tabelle stehen auch natürliche Lebensmittel, die als gesund gelten, auf dem Index, zum Beispiel Mohrrüben, Bananen, Weintrauben, Mangos, Melonen, Rote Bete, Kartoffeln, Zuckererbsen …

Da der Glykämische Index allein zu seltsamen Ernährungsempfehlungen führen kann (z. B. hat Speiseeis einen niedrigeren GI als Kartoffeln), ziehen die Vertreter der Glyx-Diät als zusätzliches Kriterium die Glykämische Last heran. Bei der Glyx-Diät werden ernährungswissenschaftliche Tatsachen mit falschen Behauptungen vermischt. Der Glykämische Index ist für Konsumenten zur Zusammenstellung einer gesunden, vollwertigen Ernährung nicht geeignet.

Wer ernährungsbedingten Zivilisationskrankheiten vorbeugen will, sollte sich immer am Vollwert der Nahrung (Grad der Lebendigkeit) orientieren. Das Anpreisen von Glyx-Produkten (Glyx-Brot,

Glyx-Kekse, Glyxamine) macht deutlich, dass auch bei dieser „neuen Diät" kommerzielle Interessen im Vordergrund stehen. Dass Ärzte und Ökotrophologen die Glyx-Diät befürworten, ist kein Indiz für deren Seriosität. Auch wenn die Befürworter die Glyx-Diät neuerdings als vollwertige Mischkost und gesunde Dauerernährung verkaufen, sollten Sie diesen irreführenden Empfehlungen nicht folgen.

Fünf-Elemente-Ernährung

Die Traditionelle Chinesische Medizin (TCM) ist ein uraltes, fernöstliches Heilsystem. Die rund 3000 Jahre alte chinesische Heilkunst hat ihre Wurzeln in der Philosophie des Taoismus. Eine Säule dieses komplexen Naturheilsystems ist die chinesische Ernährungslehre. Neben der Ernährung gehören die Akupunktur, Kräuterheilkunde, Bewegungskunst, Massage, Meditation, Atemtherapie zum ganzheitlichen Wirkprinzip.

In der chinesischen Diätetik werden alle Nahrungsmittel fünf Elementen zugeordnet. Durch eine „energetisch ausgewogene Ernährung" soll ein gestörter Energiefluss wieder in Harmonie gebracht werden. Nach der chinesischen Philosophie kann das ganze Universum mit dem Yin- und Yang-Modell veranschaulicht werden. Wie im gesamten Kosmos müssen auch im Menschen Yin (Substanz) und Yang (Energie) immer in einem ausgewogenen Verhältnis zueinander stehen, um das Entstehen von Krankheit zu vermeiden.

Nach der taoistischen Lehre von den Wandlungen ist alles in Bewegung. Diese Wandlungsprozesse werden durch die fünf Elemente symbolisiert: Holz, Feuer, Erde, Metall und Wasser. Den fünf Elementen werden Jahreszeiten, klimatische Bedingungen, Farben, Organe, Sinnesqualitäten, Geschmacksrichtungen und Gemütszustände zugeordnet.

Die Zubereitung und Zusammensetzung der Speisen orientiert sich an den fünf Geschmacksrichtungen (sauer, bitter, süß, scharf, salzig) und den fünf Farben (grün, rot, gelb, weiß und blau/schwarz). Zusätzlich erfolgt eine Einteilung der Nahrungsmittel nach ihrer thermischen Wirkung: heiß, warm, neutral, erfrischend und kalt.

Verwirrend und unübersichtlich wird die Ernährungspraxis, wenn in der Nahrungsmittelliste Schnaps, Schokolade und Kalbshirn auftauchen.

Rohkost wird nur in geringen Mengen empfohlen. Fleisch wird sogar als Heilmittel betrachtet. Ob so ein Ungleichgewicht die Lebenskraft stärkt, ist fragwürdig. Viele Ernährungstipps der Vertreter einer Fünf-Elemente-Ernährung sind unter ernährungsphysiologischen und ethischen Gesichtspunkten nicht haltbar. Yin- und Yang-Typisierung und die Zuordnungen zu den fünf Elementen reichen als Richtlinie für eine gesunde Ernährung nicht aus. Befolgt man die Fünf-Elemente-Ernährung, werden Fitness, energetisches Gleichgewicht und Glück prophezeit. Für jene, die einen Schleichweg zur Gesundheit suchen, klingen diese Versprechen sehr verlockend. Gesundheit ist jedoch ein Informationsproblem.

Mithilfe einer Diät wird es nicht möglich sein, die Katastrophe der ernährungsbedingten Zivilisationskrankheiten in den industrialisierten Wohlstandsländern zu beheben.

Literaturhinweise

Becker, F: Ernährungskuren für Gesunde und Kranke, Waerland Verlagsgenossenschaft EG, Mannheim

Becker, F: Div. Aufsätze in den Waerland-Monatsheften

Berg, Ragnar: Vollwerternährung für Mutter und Kind, Humata Verlag Harold S. Blume, Bern

Bircher-Benner: Ungeahnte Wirkungen falscher und richtiger Ernährung. Öffentlicher Vortrag im Gustav-Siegle-Haus in Stuttgart, 1927

– Vom Werden des neuen Arztes, Bircher-Benner-Verlag

Breidenbach, H.: Ist der Mensch ein Allesesser? Vorträge 1983

Buchinger, O: Vegetarische Kost als Heil- und Dauernahrung, Bruno Wilkens Verlag KG, Bad Bevensen

Budwig, J.: Öl-Eiweiß-Kost, Hyperion-Verlag, Freiburg 1965

Calatin, A.: Die Rotationsdiät, Wilhelm Heyne Verlag, München 1987

Dagnelie, P. C: Nutritional Status and Growth of Children on macrobiotic diets; a population-based study. Deutsch: Ernährungszustand und Wachstum makrobiotischer Kinder. Dissertation, Fachbereich Ernährungswissenschaften der Landwirtsch. Universität Wogeningen, Niederlande 1988

Diamond, Harvey und Marilyn: Fit fürs Leben. Fit for life. Goldmann Verlag

Dreher, O. und Ganz, F.: Was ist Mazdaznan? Humata Verlag, Bern

Evers, J.: Warum Evers-Diät? Karl F. Haug Verlag, Heidelberg 1980

Gergely, S.: Diät – aber wie? Piper Verlag, München 1984

Frankl-Lundborg, O.: Was ist Anthroposophie? Philos.-anthroposophischer Verlag am Goetheanum, Dornach, Schweiz, 1987

Goetz, R.: Andere Ernährung, Pala-Verlag, Schaafheim, 1988
Hafer, H.: Die heimliche Droge, BLV-Verlag, München 1985
Hanish, O. Z. A.: Mazdaznan, Mazdaznan Verlag, Leipzig 1933
Jarvis, D. C: 5 x 20 Jahre leben, Hallwag Verlag, Bern 1977
Kohlhauer, C.-E.: Geschichte der Medizin und Wissenschaften, Antiquar. Kohlhauer, Feuchtwangen
Kollath, Werner: Die Ordnung unserer Nahrung, Haug-Verlag, Heidelberg
Kushi, Michio: Die universale Ordnung von Yin und Yang, Ost West Zentrum, München 1978
Ljungquist, A.: Zur Qualität in der Ernährung, Rudolf Geering-Verlag, 1979
Maizena-Diät-Informationen 1986
Nager, Frank: Der heilkundige Dichter, Artemis-Verlag, München 1991
Rauch, F.: Milde Ableitungs-Diät, Haug-Verlag, Heidelberg 1983
Rauth, O.: Mazdaznan, Verlag Mazdaznan, Hannover
Sommer, W.: Das Urgesetz der natürlichen Ernährung, Walter Sommer Verlag, Ahrensburg, 1972
Summ, U.: Trennkost, Falken-Verlag Niedernhausen, 1988/1991
Waerland, Are: Sein Leben für eine neue Menschheit, Verlag der Waerland-Bewegung, Mannheim 1956
- Erkältungen schnell geheilt und für immer beseitigt, Humata-Verlag Harold S. Blume, Bern
- Wie wir Gesundheit erlangen und bewahren, Humata-Verlag, Bern
- Übersäuerung als Grundursache der Krankheiten, Humata-Verlag, Bern
- Der Weg zu einer neuen Menschheit, Humata-Verlag, Bern
- Lebensanschauung und Persönlichkeit aus der Schau eines Biologen, Humata Verlag, Bern

Walb, L.: Original Haysche Trennkost, Haug-Verlag, Heidelberg, 1990
Wandmaker, H.: Willst Du gesund sein? Vergiss den Kochtopf. Waldthausen Verlag, Ritterhude, 1988

Register

Ein Verlag, ein Haus, eine Philosophie.

Millionen Bundesbürger kennen den kämpferischen Ganzheitsarzt Dr. Max Otto Bruker (1909 – 2001) aus dem Fernsehen, aus Vorträgen, durch den „Mundfunk" überzeugter Patienten. Vor allem lesen sie aber die rund 30 Bücher des schwäbischen Humanisten und Seelenarztes. Mit einer Gesamtauflage von über drei Millionen Exemplaren ist Max Otto Bruker der wohl bedeutendste medizinische Erfolgsautor im deutschsprachigen Raum. Der – in der Nachfolge des Schweizer Reformarztes Bircher-Benner scherzhaft „Deutschlands Vollwertpapst" genannte – Massenaufklärer, langjährige Klinikchef und Ernährungsspezialist lehrt zwei fundamentale Erkenntnisse Patienten wie Gesunden: Der Mensch wird krank, weil er sich falsch ernährt. Der Mensch wird krank, weil er falsch lebt.

Hinter den Erfolgstiteln des emu-Verlages steht ein bedeutender Forscher und Arzt, eine Bewegung, ein Haus und tausende Schülerinnen und Schüler. 1994 wurde das „Dr.-Max-Otto-Bruker-Haus", das Zentrum für Gesundheit und ganzheitliche Lebensweise, auf der Lahnhöhe in Lahnstein bei Koblenz bezogen. Es stellt die äußere Krönung des Brukerschen Lebenswerkes dar: Der lichte Bau mit seinem Grasdach, den Sonnenkollektoren, seinen Seminarräumen, dem Foyer mit der Glaskuppel, dem liebevollen Biogarten, „dem Raum der Stille" und der Kneippanlage ist als Treffpunkt für all jene konzipiert, denen körperliche und seelische Gesundheit, ökologische und spirituelle Harmonie Herzensbedürfnis und Sehnsucht sind.

Hinter dem eleganten Halbmondkorpus mit dem markanten Grasdach verbirgt sich eine Begegnungsstätte für Gesundheitsbewusste, Seminarteilnehmer, Trost-, Ruhe- und Anregungsbedürftige.

Feste Termine:

Jeden Dienstag, 18.30 Uhr: Vortrag Dr. phil. Mathias Jung (Lebenshilfe und Philosophie)
Jeden Mittwoch, 10.30 Uhr: Fragestunde mit Dr. med. Jürgen Birmanns (Ärztlicher Rat aus ganzheitlicher Sicht)

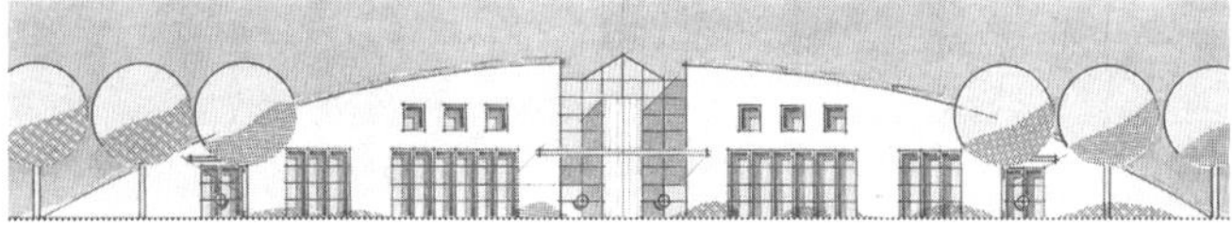

Das Dr.-Max-Otto-Bruker-Haus

Ausbildung Gesundheitsberater/in GGB
Lebensberatung/Frauen-, Männer- und Paargruppen

Die vitalstoffreiche Vollwertkost hat ihre Verbreitung, auch im klinischen Bereich, durch die unermüdliche Information und praktische Durchführung von Dr. M. O. Bruker gefunden. Um die Erkenntnisse gesunder Lebensführung und die durch falsche Ernährung provozierte Krankheitslawine ins öffentliche Bewusstsein zu rücken, bildet die von ihm 1978 gegründete „Gesellschaft für Gesundheitsberatung GGB e.V." ärztlich geprüfte Gesundheitsberaterinnen und Gesundheitsberater GGB aus. Über 5000 Frauen und Männer haben bislang die berufsbegleitende Ausbildung bestanden. Sie wirken in Volkshochschulen, Bioläden, Lehrküchen, Krankenhäusern, ärztlichen Praxen, Krankenversicherungen und ähnlichen Bereichen.

Auf der Lahnhöhe erhalten sie durch das GGB-Expertenteam nicht nur eine sorgfältige Grundlagenausbildung über die vitalstoffreiche Vollwerternährung und den Krankmacher der „entnatürlichten" (denaturierten) Zivilisationsernährung (raffinierter Fabrikzucker, Auszugsmehle, fabrikatorische Öle und Fette, tierisches Eiweiß usw.), sondern gewinnen auch Einblick in die leibseelischen Zusammenhänge der Krankheiten.

Praxisseminare/Kochkurse

Das Dr.-Max-Otto-Bruker-Haus verfügt über eine Lehrküche sowie einen großen Kräutergarten. Hier werden zahlreiche vegetarische Koch- und Backkurse für eine moderne vitalstoffreiche Vollwertkost angeboten. Der Schwerpunkt liegt auf einer „alltagstauglichen" aber dennoch fantasievollen, gesunden Ernährung ohne Tiereiweiß.

Das Programm umfasst Einführungskurse in die vitalstoffreiche Vollwertkost, Brotbackkurse, Männerkochkurse, Weihnachtsbäckerei, einen Kurs „Kaltes Büfett" und seit 2011 auch Wildkräuterseminare (incl. Zubereitung von Wildkräutergerichten).

Anfragen zur Gesundheitsberater-Ausbildung wie zu allen weiteren Seminaren, den Selbsterfahrungsgruppen, Lebensberatung, Gestalt- und Paartherapie bei Dr. Mathias Jung und weiteren Tages- und Wochenendseminaren sowie Einzelberatung sind zu richten an die Gesellschaft für Gesundheitsberatung GGB e.V., Dr.-Max-Otto-Bruker-Str. 3, 56112 Lahnstein (Tel.: 0 26 21/91 70 10, 91 70 17, 91 70 18, Fax: 0 26 21/91 70 33).
E-Mail: seminare@ggb-lahnstein.de
Internet: www.ggb-lahnstein.de

Fordern Sie ebenfalls ein kostenloses Probe-Exemplar der Zeitschrift „Der Gesundheitsberater" an.

Dr. med. M. O. Bruker und Co.-Autoren

Bruker: **Unsere Nahrung – unser Schicksal**
464 S., gebunden,
ISBN 978-3-89189-003-5

Bruker: **Lebensbedingte Krankheiten**
376 S., gebunden,
ISBN 978-3-89189-006-6

Bruker: **Idealgewicht ohne Hungerkur**
128 S., gebunden,
ISBN 978-3-89189-005-9

Bruker: **Stuhlverstopfung**
144 S., gebunden,
ISBN 978-3-89189-004-2

Bruker: **Herzinfarkt**
184 S., gebunden,
ISBN 978-3-89189-007-3

Bruker: **Leber-, Galle-, Magen-, Darm- und Bauchspeicheldrüsenerkrankungen**
376 S., gebunden,
ISBN 978-3-89189-008-0

Bruker: **Erkältungen**
168 S., gebunden,
ISBN 978-3-89189-009-7

Bruker: **Rheuma – Ursache und Heilbehandlung**
184 S., gebunden,
ISBN 978-3-89189-010-3

Bruker/Gutjahr: **Biologischer Ratgeber für Mutter und Kind**
360 S., gebunden,
ISBN 978-3-89189-011-0

Bruker: **Diabetes – Ursachen und biologische Behandlung**
128 S., gebunden,
ISBN 978-3-89189-012-7

Bruker: **Allergien müssen nicht sein**
264 S., gebunden,
ISBN 978-3-89189-033-2

Bruker/Gutjahr: **Zucker, Zucker …**
336 S., gebunden,
ISBN 978-3-89189-034-9

Bruker: **Kopfschmerzen**
160 S., gebunden,
ISBN 978-3-89189-035-6

Bruker/Gutjahr: **Wer Diät isst, wird krank**
217 S., gebunden,
ISBN 978-3-89189-037-0

Bruker/Gutjahr: **Cholesterin**
144 S., gebunden,
ISBN 978-3-89189-036-3

Bruker/Gutjahr: **Osteoporose**
144 S., gebunden,
ISBN 978-3-89189-038-7

Bruker/Gutjahr: **Reine Frauensache**
248 S., gebunden,
ISBN 978-3-89189-042-4

Bruker/Jung: **Der Murks mit der Milch**
240 S., gebunden,
ISBN 978-3-89189-045-5

Bruker/Gutjahr: **Fasten – aber richtig**
176 S., gebunden,
ISBN 978-3-89189-061-5

Bruker/Gutjahr: **Störungen der Schilddrüse**
176 S., gebunden,
ISBN 978-3-89189-062-2

Bruker/Gutjahr: **Candida albicans**
176 S., gebunden,
ISBN 978-3-89189-069-1

Bruker/Gutjahr: **Krampfadern**
120 S., gebunden,
ISBN 978-3-89189-074-5

Bruker: **Ärztlicher Rat aus ganzheitlicher Sicht**
2 Bände im Schuber, 886 Seiten,
ISBN 978-3-89189-002-8

Bruker/Gutjahr: **Naturheilkunde**
320 S., gebunden,
ISBN 978-3-89189-072-1

Bruker/Ziegelbecker:
Vorsicht Fluor
432 S., Broschur,
ISBN 978-3-89189-013-4

Sandler/Bruker: **Vollwerternährung schützt vor Viruserkrankungen**
160 S., Broschur,
ISBN 978-3-89189-017-2

Bruker: **Kleinschriftensammelmappe**
33 St., 4 – 16 Seiten Umfang,
ISBN 978-3-89189-018-9

Bruker: **Aufmerksamkeiten**
149 S., gebunden,
ISBN 978-3-89189-014-1

Gutjahr: **Das große Dr. Max Otto Bruker Ernährungsbuch**
256 S., gebunden,
ISBN 978-3-89189-065-3

Gutjahr: **Vollwertkost zum Kennenlernen**
32 S., Drahtheftung,
ISBN 978-3-89189-075-2

Gutjahr: **Vollwertkost ohne tierisches Eiweiß**
64 S., Broschur,
ISBN 978-3-89189-019-6

Ilse Gutjahr: **Iss, mein Kind**
144 S., Broschur,
ISBN 978-3-89189-064-6

Ilse Gutjahr/Erika Richter:
Streicheleinheiten
144 S., gebunden,
ISBN 978-3-89189-063-9

Ilse Gutjahr/Erika Richter:
Mehr Streicheleinheiten
144 S., gebunden,
ISBN 978-3-89189-170-4

Ilse Gutjahr/Erika Richter:
Brot backen
Broschur mit Klappen,
ISBN 978-3-89189-113-1

Waltraud Becker: **Korngesund. Das Getreidehandbuch**
124 S., Broschur mit Klappen,
ISBN 978-3-89189-105-6

Ilse Gutjahr: **... einfach raffiniert! Neue Vollwertrezepte ohne tierisches Eiweiß – schnell, lecker & gesund!**
120 S., Broschur mit Klappen,
ISBN 978-3-89189-099-8

Ilse Gutjahr/Werner Sonntag:
Sport und Vollwerternährung
Vollwertig Sport treiben
244 S., Broschur mit Klappen,
ISBN 978-3-89189-108-7

Waltraud Becker:
Lust ohne Reue
192 S., gebunden,
ISBN 978-3-89189-068-4

Gertrud Gummerer/Wilma Taibon: **HochGenuss**
183 S., gebunden,
ISBN 978-3-89189-171-1

Margarete Vogl:
Wilde Köstlichkeiten
188 S., Halbleinen mit Schutzumschlag,
ISBN 978-3-89189-186-5

Helma Danner:
Das große Bio-Kochbuch für Kinder
304 S., Broschur,
ISBN 978-3-89189-192-6

Alexandra Eideloth/
Kornelia Müller
Süße Träume
Himmlische Kuchen, zauberhafte Torten, fantastische Desserts und mehr ...
Ein Vollwertbackbuch
144 S., gebunden,
ISBN 978-3-89189-193-3

Ilse Gutjahr
David gegen Goliath
Eine Lebensarbeit: Dr. Max Otto Bruker und die Geschichte der Gesellschaft für Gesundheitsberatung GGB.
Von der Krankheit in unserem Gesundheitssystem und den Chancen einer ganzheitlichen Medizin.
295 Seiten, gebunden, Schutzumschlag, Lesebändchen
ISBN 978-3-89189-195-7

Margarete Vogl:
Margarete Vogls kleiner Wildkräuterführer
324 S., Broschur
ISBN 978-3-89189-198-8

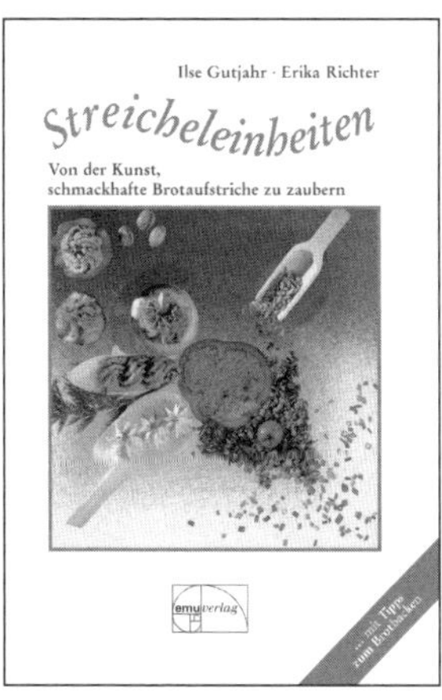

Ilse Gutjahr/Erika Richter
Streicheleinheiten
ISBN 978-3-89189-063-9

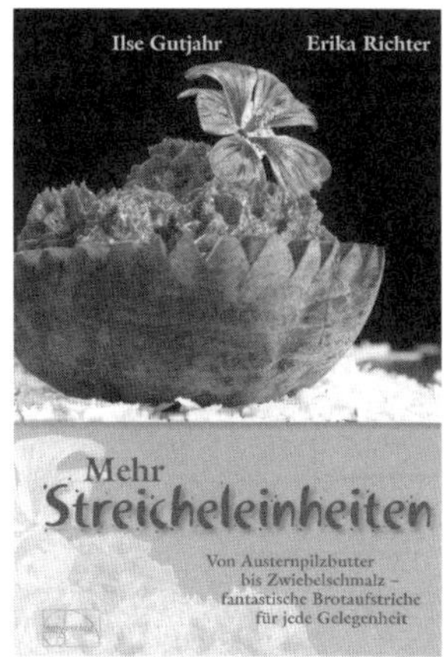

Ilse Gutjahr/Erika Richter
Mehr Streicheleinheiten
ISBN 978-3-89189-170-4

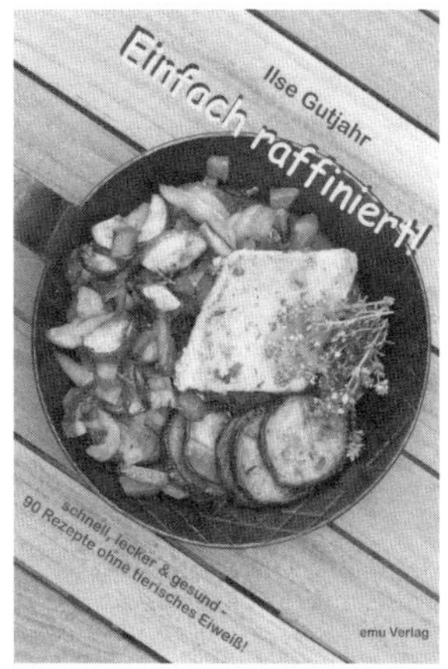

Ilse Gutjahr
Einfach raffiniert!
ISBN 978-3-89189-099-8

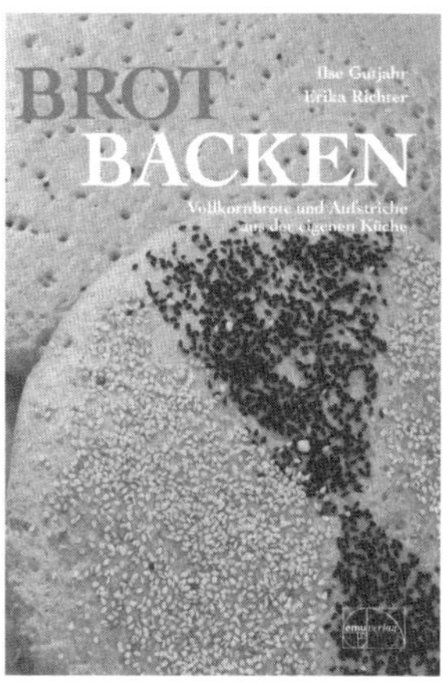

Ilse Gutjahr/Erika Richter
Brot backen
ISBN 978-3-89189-113-1

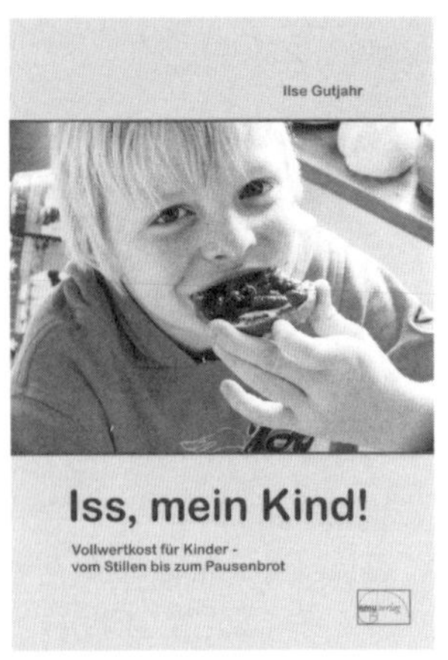

Ilse Gutjahr
Iss, mein Kind!
ISBN 978-3-89189-064-6

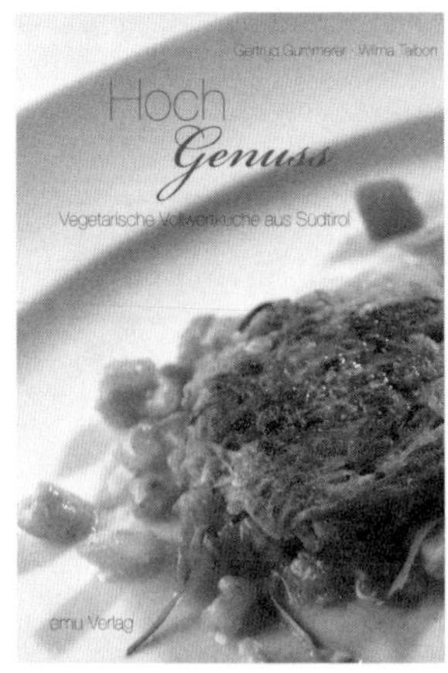

Gertrud Gummerer/Wilma Taibon
HochGenuss
ISBN 978-3-89189-171-1

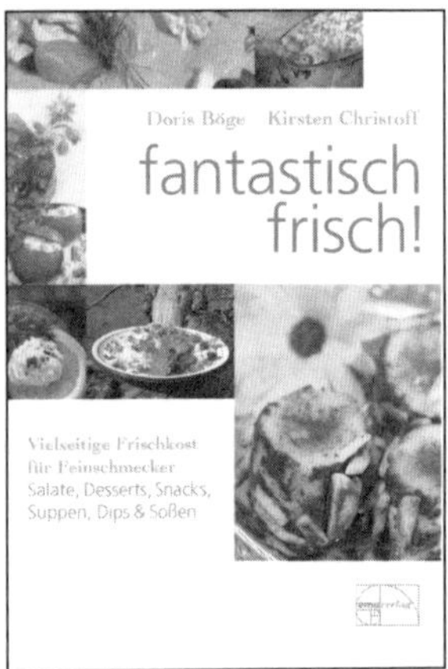

Doris Böge/Kirsten Christoff
fantastisch frisch!
ISBN 978-3-89189-134-6

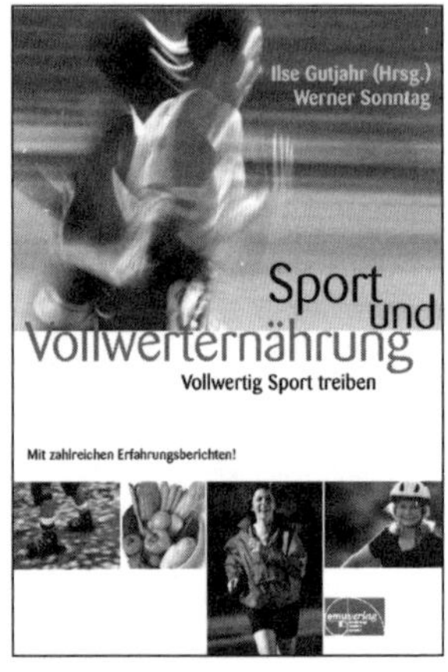

Ilse Gutjahr/Werner Sonntag
Sport und Vollwerternährung
Vollwertig Sport treiben
ISBN 978-3-89189-108-7

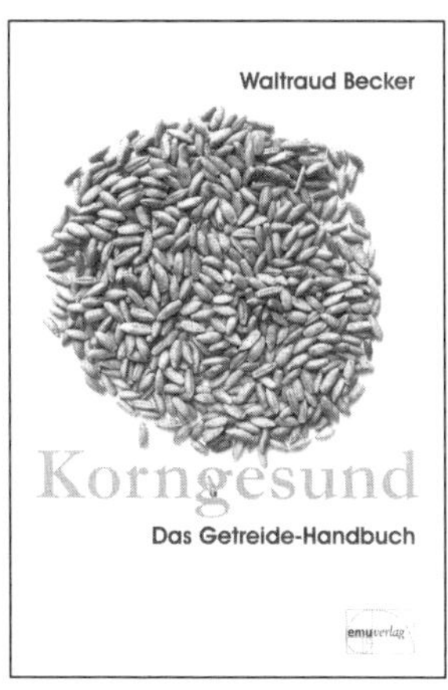

Waltraud Becker
Korngesund.
Das Getreide-Handbuch
ISBN 978-3-89189-105-6

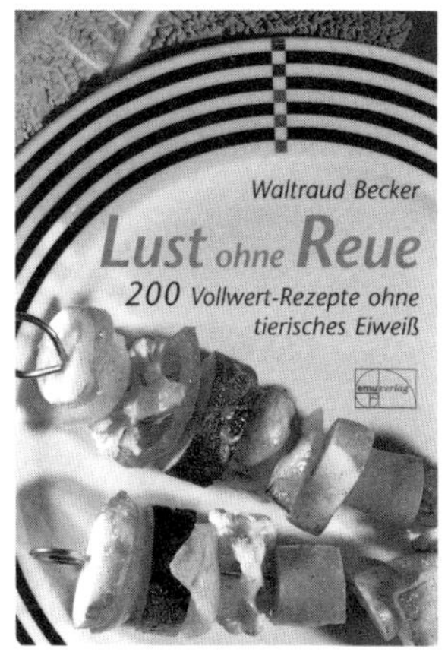

Waltraud Becker
Lust ohne Reue
ISBN 978-3-89189-068-4

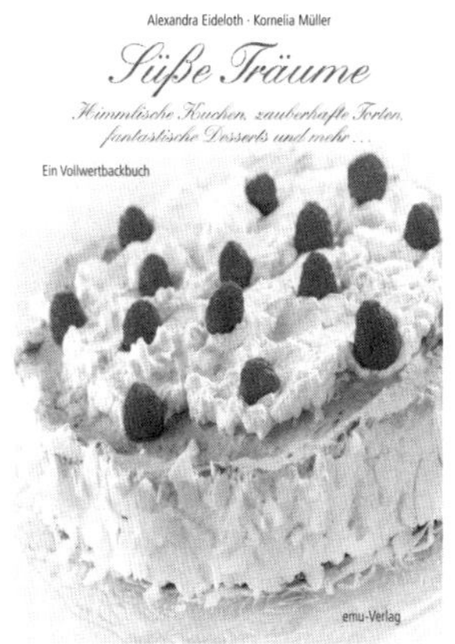

Alexandra Eideloth/
Kornelia Müller
Süße Träume
ISBN 978-3-89189-193-3

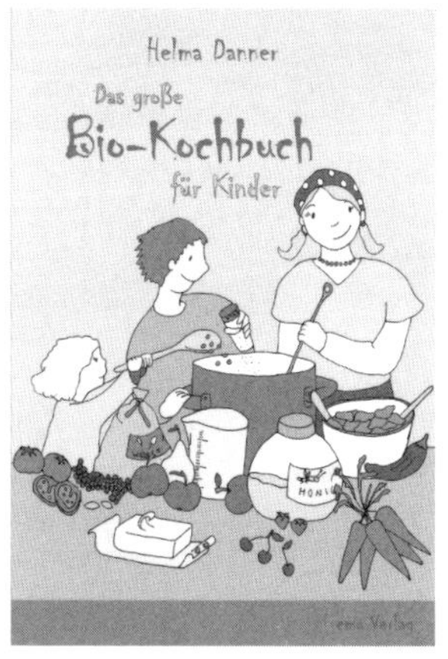

Helma Danner
Das große Bio-Kochbuch für Kinder
ISBN 978-3-89189-192-6

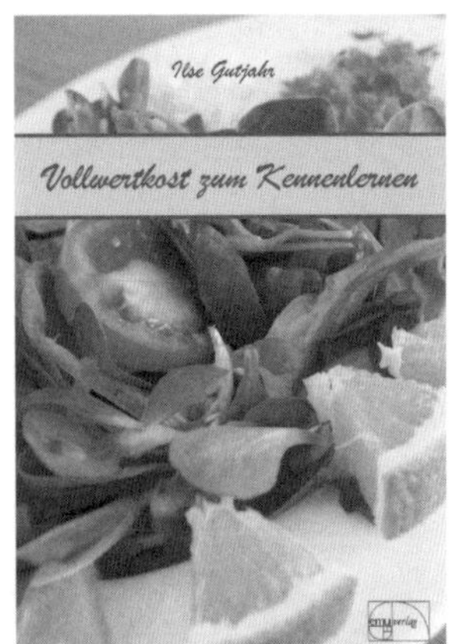

Ilse Gutjahr
Vollwertkost zum Kennen-lernen
ISBN 978-3-89189-019-6

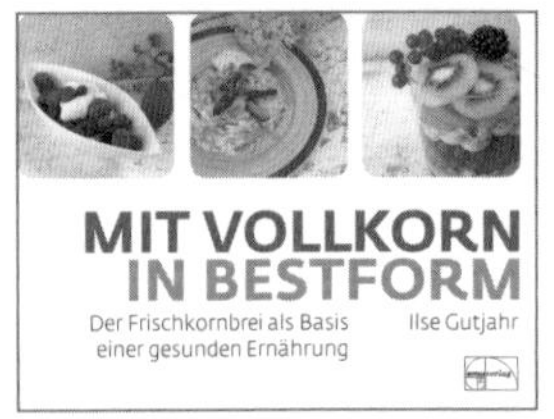

Ilse Gutjahr
Mit Vollkorn in Bestform
ISBN 978-3-89189-203-9

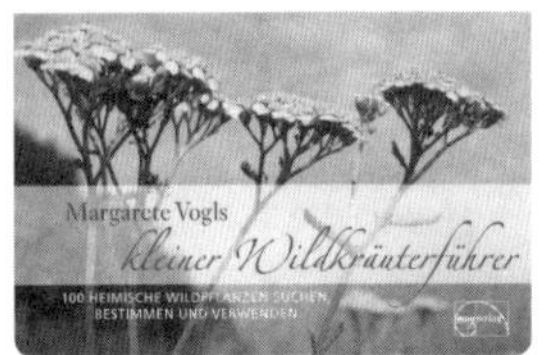

Margarete Vogl
Margarete Vogls kleiner Wildkräuterführer
ISBN 978-3-89189-198-8

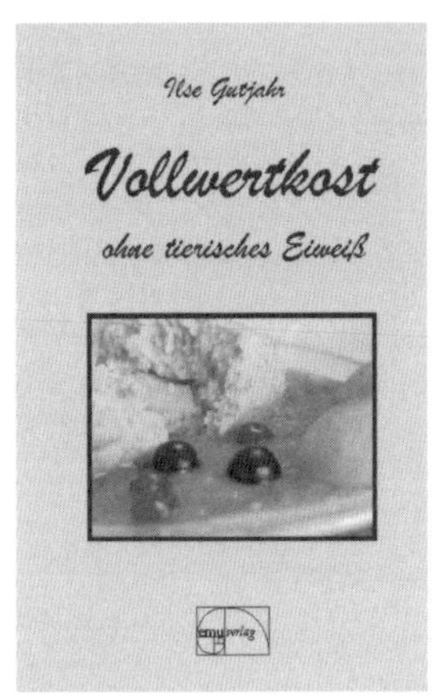

Ilse Gutjahr
Vollwertkost ohne tierisches Eiweiß
ISBN 978-3-89189-075-2

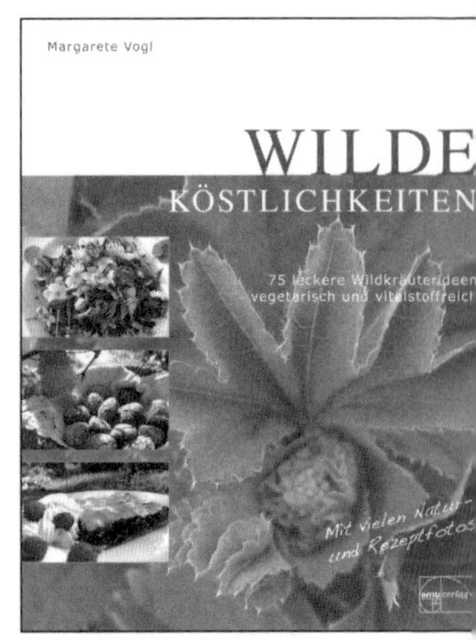

Margarete Vogl
Wilde Köstlichkeiten
ISBN 978-3-89189-186-5

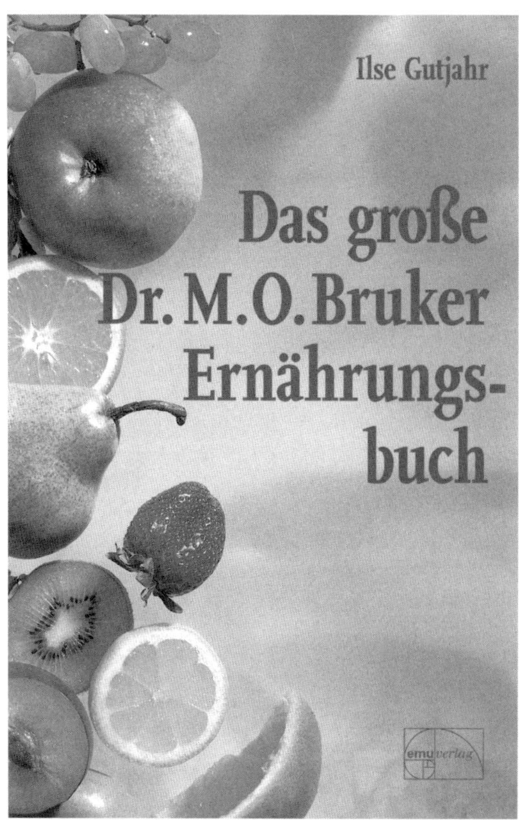

Ilse Gutjahr
Das große Dr. M. O. Bruker Ernährungsbuch
ISBN 978-3-89189-065-3

Dr. med. M. O. Bruker

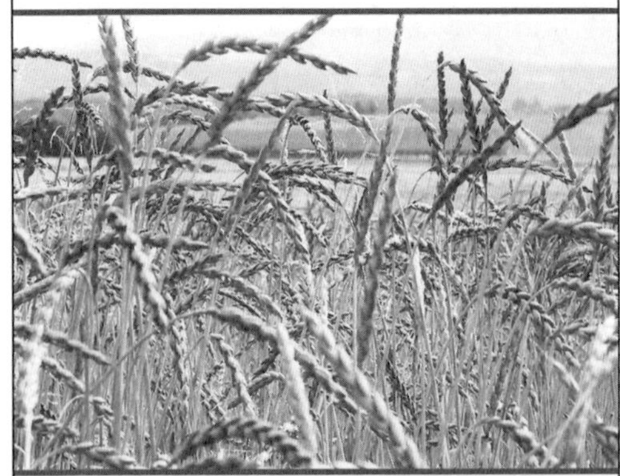

Unsere Nahrung - unser Schicksal

Alles über Ursachen, Verhütung und Heilbarkeit ernährungsbedingter Zivilisationskrankheiten.

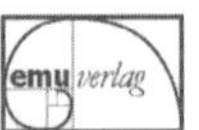

Dr. M. O. Bruker

Unsere Nahrung – unser Schicksal

ISBN 978-3-89189-003-5